1000萬人都說有效的糖質戒斷法

不需食譜、不用意志力，從根本斷開你對糖的渴望

Good Sugar, Bad Sugar:
Eat yourself free from sugar and carb addiction

艾倫・卡爾（Allen Carr）◎著
馮郁庭◎譯

高寶書版集團

目錄｜ Contents

目錄｜Contents

引言

約翰·迪西（John Dicey），現為亞倫·卡爾全球輕鬆戒菸中心的總經理兼資深顧問。

亞倫·卡爾的菸癮長達三十三年，每天多則抽一百根菸，少則六七十根。除了針灸之外，他幾乎嘗試過所有傳統戒菸方法，無論是依靠意志力、尼古丁產品、催眠治療、替代療法，都沒有成功戒菸。如他所述：「這種感覺就像緩緩沉入深海中，逐漸淹沒；絕望地想要繼續戒菸，然而，每次嘗試的結果卻都很悲慘。無論我強忍了多久沒有犯禁，卻從未感覺到真正解脫，戒菸就如同失去了最好的朋友、精神支柱，也失去了我獨特且真實的性格特質。那些日子，我相信我肯定是有先天的成癮性格，要不然就是個無可救藥的老菸槍，因為我們家族中有許多重度菸癮者，所以我認為應該是基因有某些缺陷，導致我們需要藉由吸菸才能享受生活、紓解壓力。」最後，他一度徹底放棄戒菸，想著：「一旦成為吸菸者，就是終生吸菸者。」直到他發現某種方法，才讓他有動力再度嘗試，終於成功戒菸。

他說：「決定要戒菸的那一刻起，一夜之間從每天一百根菸，變成一根菸都不抽。不僅沒有情緒暴躁、失落、空虛或低落的感覺，甚至還能享受其中的過程。熄滅我最後一根菸之前，我就清楚知道我成功戒菸了，至今，絲毫沒有再出現任何想要吸菸的念頭。」

亞倫很快就意識到，自己發現的戒菸方法很有效，可以用來幫助更多人戒菸：輕鬆、立即見效、永久戒癮；無須依靠意志力、輔助品、替代療法或任何訣竅；無須經歷惱人的情緒低落或戒斷症狀；體重不會上升。

此後，他請有吸菸的親友當白老鼠，嘗試他的戒菸方法。他還放棄了原本薪水豐厚的會計師事業，創辦戒菸中心協助其他人戒菸。

他將之稱為「輕鬆戒菸法」，並且成功創辦知名連鎖「輕鬆戒菸中心 Easyway Clinics」，遍及全球超過五十個國家、一百五十個城市。他的許多書被翻譯成超過三十八種語言，數量持續增長，成為風靡全球的暢銷書。

亞倫很快就明白，他的方法適用於所有成癮問題，輕鬆戒癮法能夠幫助數百萬人戒菸、戒酒、戒毒，還能戒除賭博成癮、暴飲暴食和過度消費的問題。成癮者通常都有一些迷思，深信自己能從成癮物質中獲益，這個方法就是幫助你破除這樣的錯誤觀念。

本書將同樣的方法用於糖上癮的問題，與其他方法最大的不同，在於這個方法不需要仰賴意志力。

你一定會想：哪有這麼好的事？你只需要從頭到尾讀完本書、遵照所有指示，就不可能失敗。

我知道這個方法目前聽起來似乎很牽強、太誇張，甚至有點荒唐。不瞞你說，我第一次聽到這個方法的反應也是如此。雖然一九九七年我是被半強迫地去亞倫・卡爾位於倫敦的輕鬆戒菸中心，現在回想起來卻很慶幸自己當時的決定。妻子為了說服我去，她開出了一個條件，如果我從戒菸中心出來，卻依然無法戒菸，那麼，她在一年之內不會再要求我戒菸。沒想到亞倫・卡爾真的幫助我成功戒掉一天至少會出現幾十次的菸癮，我和妻子都驚訝不已。

受到啟發，我不斷說服亞倫・卡爾和羅賓・海利（Robin Hayley，曾為全球輕鬆戒菸中心的總經理、現任董事長）讓我加入他們的行列，一起投入幫助人們戒菸的事業。我非常幸運，成功說服他們讓我加入，受亞倫和羅賓培育的那段時間獲益良多，是我非常寶貴的人生經歷。我和亞倫的關係亦師亦友，亞倫如人生導師般教育、如朋友般親近，是我莫大的榮幸。感謝亞倫和羅賓的用心培育，讓我在亞倫於倫敦的輕鬆戒菸診所站在第一線，直接面對超過三萬名吸菸者，並有幸成為其中一員，將亞倫的方法傳播於世界各地，從柏林到波哥大、紐西蘭到紐約，雪梨到聖地牙哥。

亞倫給我們的任務，是確保他的心血能發揮最大的功效，所以我們將亞倫．卡爾的輕鬆戒菸法製成DVD、多媒體作品、光碟、電玩遊戲、網路廣播版等發行。我們還有很長一段路要走，很多成癮問題都能運用這個方法解決，這本書就是我們其中一個重要的里程碑。

我有幸肩負起重責大任，負責將這本書微幅修編，補充並發揚亞倫的方法。藉由編輯亞倫的著作，也使我們能夠將最新、最前線的版本應用於大量成癮問題。

十年前，糖上癮還沒那麼嚴重，不是現代人主要的問題，常為人所忽略。然而，時至今日，二〇一六年肥胖和第二型糖尿病已經成為全球流行病。亞倫的戒菸法提過五〇、六〇、七〇年代菸商（BIG TOBACCO）的伎倆，諷刺的是，食品產業也使用許多類似的行銷策略。一旦你戒掉糖癮，就能讓你的身體更加健康，改善身形，精力更加充沛，生活更加充實、更有情趣。你可能會想知道食品產業（以及某些醫學和科學機構）為什麼要說服我們「脂肪」才是疾病的元兇，殊不知壞糖才是罪魁禍首。刻意轉移注意力，代價卻是百萬人的性命，還讓食品業和製藥業的地位越來越鞏固。遵照亞倫・卡爾的指示，你會發現擺脫「壞糖」其實輕鬆容易，還能享受其中的過程。現在，你可能會覺得這一切聽起來太過理想、太不真實，令人難以相信，但請繼續閱讀下去。你根本不應該放棄，所做的一切都只會讓你變得更好。放心地往下看吧！

第一章

生活中的甜蜜陷阱

本章涵蓋

- 感覺好嗎？• 全球流行病
- 成癮 • 享受飲食 • 沒有折衷辦法
- 有效的方法 • 計畫戒糖

本書將帶你深入瞭解「壞糖」的危害，儘管壞糖在生活中隨處可見，但運用正確的方式，不難將其戒除。戒斷的過程不會感到痛苦，也不需具備強大的意志力。因此，你不免感到懷疑，但請繼續閱讀下去，接下來的內容肯定對你有幫助。

多數人的身體狀況時好時壞、起伏不定，你是否想過，怎麼樣才能變得更健康、更有活力？如何減重？而你是否深受疾病困擾，卻又無法擺脫？還是有那麼一刻，你連看見鏡中的自己都感到不順眼？

為什麼總要等到病痛纏身，才開始正視自己的健康問題？若你正深受疾病之苦，請別擔心，重獲健康的鑰匙仍掌握在自己手中，所有人都能藉由改變飲食習慣，讓自己一天比一天更健康。

戒糖！

每個人閱讀本書的理由可能有所不同，有些人想要減重或者擁有緊實的身形；有些人則擔心自己會罹患第二型糖尿病、心臟病，或是其他因攝取過多糖分而導致的嚴重疾病；也有人希望趁早學會保護自己或小孩，遠離糖對身體的危害。既然你已經開始閱讀本書，那就代表你有意改變糖分的攝取量。

生活中充滿各種高糖的食物，多數人早就無意中產生「糖上癮」的問題，而在我們成長過程中，極度缺乏無糖生活的相關知識，總是認為昏昏欲睡、心情低落、焦躁不安等生活狀況均屬正常現象，甚至認為劇烈的情緒起伏或是難以控制的體重僅僅是我們必須面對的人生課題，因此利用甜食來撫慰心靈。如此做法，反而造成惡性循環。其實我們可以選擇不一樣的生活！

糖上癮的危害

人體對於糖分需要有一定的攝取量，才能維持身體機能。下一個章節我將詳細解釋「好糖」與「壞糖」的差別，我們從天然的食物中所獲取的糖分就是好糖，壞糖則是非天然食物中的精製糖類。

而加工過的碳水化合物（例如：義大利麵）及澱粉類食物（例如：馬鈴薯）也被歸類為我們應控制攝取量的「壞糖」，也就是說，我們所攝取的糖分，大多對身體有害，就如同喝汽油或注射海洛因，有礙身體健康。

我在書中提到任何「戒糖」相關的內容，指的都是戒除飲食中的「壞糖」。

> 二〇一六年研究顯示，儘管英國的國民保健署於近幾年針對孩童提供完善的免費牙齒檢查和治療，但青少年因糖分而引發的蛀牙情況還是非常嚴重。不僅僅是英國，各國青少年嚴重的蛀牙狀況是全世界都該正視的課題，其凸顯了我們學校教育還有父母教養的缺失，使「壞糖」充斥的食品業無人管束。

沉重的數據

世界衛生組織將肥胖視為全球性的流行病：

- 每年有兩百八十萬人死於過胖。
- 二〇一三年，全世界有四千兩百萬名學齡前兒童有過胖的問題。
- 全球有四十四％的人罹患糖尿病，二十三％的人患有缺血型心臟病，更有多達四十一％的人因肥胖而罹癌。
- 二〇一三年全球約有三億八千兩百萬人患有糖尿病，二〇一六年已經增加至四億人。糖尿病近年來已成為現代人不可忽視的文明病，且是一種日趨嚴重的全球流行疾病，若人類仍不改善生活及飲食習慣，預計到了二〇三五年，糖尿病患者將高達六億人。
- 糖尿病的問題不僅存在於西方社會，在中國和印度等東方國家，成年人的糖尿病盛行比率約一〇％。
- 僅英國就有三百萬名糖尿病患者。

事實上，「壞糖」就是造成肥胖和糖尿病的元凶。

致命的風險

大家都知道，吃了過多不好的糖健康容易出狀況。早期是針對蛀牙的問題（蛀牙是存在口腔裡的致齲菌，利用糖為原料腐蝕牙齒所導致），但近年來的焦點則是放在過胖和第二型糖尿病，不正確的糖分攝取可能引發致死的疾病。

從古至今，沒有人敢站出來大聲說甜食對身體有益，我們從小就被洗腦，將甜食塑造成一種獎勵，用以控制與矯正孩子的行為，只要我們做對了，就能得到糖果、蛋糕、餅乾、棒棒糖、冰淇淋或巧克力作為獎勵。有些父母現在才逐漸發現，糖是一種慢性毒藥，這種獎勵方式其實是在害自己的孩子，甚至有可能致命！

大多數在利用甜食作為獎勵的環境下成長的孩子，都是等到已經過胖或罹患了第二型糖尿病之後，才意識到糖的可怕之處，卻為時已晚。很多人從體重「過重」，慢慢變成「肥胖症」，甚至達到「病態性肥胖」的程度，即便如此，他們依然如慢性自殺地每天攝取大量壞糖。為什麼有如此多人即使知道了「壞糖」會導致嚴重的身體疾病，卻還是依然故我地狂吃甜食？

壞糖指的是精緻糖類、加工過的碳水化合物、澱粉類碳水化合物。

糖上癮

為什麼每次都對自己說：「我只吃一塊餅乾就好。」但卻不知不覺地一塊接著一塊，有時候甚至把整包餅乾都吃完了？是因為吃甜食會讓你心情愉悅嗎？如果甜食真的能讓你心情變好，那一開始為什麼要限制自己只能吃一塊？是因為害怕吃太多造成身體的負擔？還是因為你擔心整包餅乾吃個精光後，隨之而來的罪惡感，讓你懊悔不已，責怪自己如此缺乏自制力。

你大可好好地享受真正能讓人心情變好的食物，不需要小心翼翼地限制攝取量。我們會刻意控制甜食的食用量，不敢大口大口地吃，就是因為我們早就知道攝取過多糖分對身體不好。

你可能會心存懷疑，認為吃甜食明明就能讓心情變好，稍後我將針對這樣的情形做更詳細的解釋，現在我只希望你能抱持開放的心態，思考吃糖可能不會讓你心情愉悅，恐怕還會引發憂鬱，只要開始思考其中的可能性就好，不需要馬上認同。

如果糖分並不能讓人感到開心或滿足，為什麼每次吃餅乾總是一塊接著一塊？

答案可能出乎你意料之外：因為「成癮」。

成癮

很多人可能都聽過「糖上癮」，卻對這樣的說法嗤之以鼻，認為只是無稽之談。即使真的對某種食物上癮，我們總是不斷地安慰自己：「每個人都有特別愛吃的食物」，沒有人會承認自己上癮。或許我們都堅信自己很有自制力，然而，為什麼明明知道零食對身體有害，卻完全無法控制自己想吃甜食的欲望，一塊接著一塊吞下肚？

來談談其他的成癮案例，毒癮者不斷地有吸食毒品的欲望，曾來過我們藥癮治療特別門診的病患都已瞭解，毒品並不能讓他們感到開心愉悅，也無法從中獲益，只是停用後一段時間即會出現戒斷症狀，一旦產生戒斷症狀會使人痛苦不堪，而再次吸食只是令自己回到初次吸食前的平靜狀態而已。

成癮的過程其實是一種重複性的強迫行為，前幾次食用會使身體出現對該物質的渴望，之後不斷重複食用都只是為了減輕戒斷症狀的不適。一般的成癮患者選擇持續使用成癮物質，而非嘗試尋找根本原因，打破成癮的循環。海洛因成癮者重複吸食成癮性藥物猶如火上澆油！上癮的情況只會趨於惡化，一發不可收拾。

多數人都以為戒斷症狀只有身體層面的痛苦，實際上，對於成癮物質的渴望只有一％是生理反應，成癮物質改變了身體的生理功能，一旦停止使用，體內失去平衡，將產生種種不舒服的症狀。不過，生理上的戒斷症狀還算輕微，主要有九十九％都是心理過度依賴的問題，由於大腦的神經迴路已經改變，心理依賴的剝奪感才是令人痛苦難耐的真正原因。

為什麼會想要接觸那些容易讓人成癮的物質？因為我們都誤以為能藉此尋求精神上的支持，毒癮者希望透過海洛因獲得快樂，吸菸者渴望尼古丁能幫助他們放鬆，糖上癮者則是向甜食和精製碳水化合物尋求慰藉。

生活中接觸到的各種資訊對成癮有很大的影響，別小看傳播媒體的力量，我們已在無形之中被錯誤的訊息洗腦了。即使知道毒品的危害，也沒有吸食過任何毒品，你的腦中卻多少有些毒品能使人快樂似神仙的錯誤印象。

部分是因為電影、電視內容的不良影響，讓人誤以為毒品能解憂，也有部分原因是很多年輕人認為淺嚐即止的影響不大，並不會危害他們的身體、家庭，甚至是一生。來我們藥癮治療特別門診的病患早已嚐到苦果，我不必再跟他們多做解釋，他們早已深刻體會毒品無法讓他們變得快樂。

為何會產生糖上癮現象：小怪獸

一旦有了第一次攝取「壞糖」的經驗，不久後，身體就會產生戒斷症狀的反應，出現輕微的情緒低落、焦慮、焦躁不安，剛開始生理上的戒斷症狀非常輕微且不易察覺，不會讓你感到不適，只會讓你不自覺地急於再次攝取。

再次攝取「壞糖」能暫時緩解戒斷症狀輕微的不適感，你可能會誤以為它讓你感到舒服且放鬆，但再次攝取「壞糖」其實只是讓你回到第一次攝取前的狀態，並不會變得更好。為了減輕戒斷症狀，你持續攝取「壞糖」，但也只能暫時緩解，反而更加惡化糖上癮的問題，變成惡性循環。這種微妙的成癮機制，常常在你還沒意識到之前，大腦就被綁架了。

尤其是糖上癮，跟其他的成癮過程不太一樣，糖分不像毒品一樣讓人有所警覺，一般人不覺得糖能有多大的危害，也不會特別注意自己吃進了多少糖，結果不知不覺中就上癮了。

心理依賴感：大魔王

糖上癮和幾乎其他所有上癮症最大的不同在於，糖上癮的推手往往是最愛我們的父母，或是從小細心照顧我們長大的人。往往在我們長大後，意識到攝取了過量的糖之前，我們早已「糖上癮」多年！

打個比方，糖上癮就像是你體內住了一隻小怪獸，而「壞糖」就是牠的食物。如果你沒有時常餵養牠，牠就會在你體內又吵又鬧、又叫又跳，讓你渾身不對勁。但即使你餵了牠，也只能暫時安撫，過沒多久牠又會渴望攝取更多的糖，才能感到滿足。別小看牠的威力，若不及早戒掉「壞糖」的癮，餓死體內這隻小怪獸，小怪獸總有一天會變成更難纏的大魔王。

從小到大，照顧我們長大的家人總給我們一種觀念：聽話的孩子有糖吃。我們深信糖果甜食無疑是一種獎賞，可療癒心靈，甚至還覺得甜食是體內產生能量的必要食物。卻沒發現嗜甜的小怪獸已經悄悄地在你體內住了下來，牠們很高興你有這些錯誤觀念，這樣牠們才有源源不絕的食物！每攝取一次「壞糖」能暫時安撫那些小怪獸，但平靜不久，牠們卻又蠢蠢欲動，搞得你心神不寧。

小怪獸可以比喻為身體層面的戒斷症狀，戒斷症狀其實沒有那麼嚴重，比想像中輕微很多。生理依賴不是讓你戒不掉的主要原因，真正可怕的是心理依賴感，大腦產生強烈的被剝奪感讓人焦慮不安，才是最難解決的大魔王，讓你不斷渴望成癮物質。

必須先以「不攝取壞糖」的方式餓死體內的小怪獸，你才有辦法真正對付大魔王，也確保這一切不會重蹈覆轍。

從小養成的糖上癮

成癮在我們的觀念中是個負面的詞彙，會對人際關係和身體健康等生活方面造成負面影響，甚至觸犯法律。多數成癮問題都出現在青少年時期或二十歲出頭的年輕人。然而，糖上癮的情況比較特殊，當我們還是小嬰兒的時候，已經不知不覺吃進一堆「壞糖」。

這聽起來有多可怕！我們當時年紀還小，還沒有能力控制自己的飲食，也沒意識到自己吃了什麼，就吃進了成癮物質。我們都以為這種事只發生在一些悲慘的小嬰兒身上，因為媽媽在懷孕期間吸毒，才會造成他們一出生就有海洛因或古柯鹼成癮的症狀。

毒品氾濫問題一直是社會大眾關注的議題，大家都知道海洛因或古柯鹼成癮的嚴重後果，但是，過度肥胖、心臟疾病以及糖尿病的每年死亡人數甚至比海洛因成癮的死亡人數高出好幾百萬，壞糖問題卻沒有得到相同程度的關注。

必須放下對「成癮」的成見，深入瞭解成癮現象，以及糖上癮產生的真正原因。唯有認清自己有糖上癮的問題，並承認自己無法控制「壞糖」的攝取量，才有可能真正脫離「癮」的無形桎梏。更重要的是，**別一下子就把自己逼太緊！**

好好享受食物

大家通常會擔心戒癮的過程中，不接觸成癮物質會使人生索然無味。而每次提醒糖上癮患者，盡量避免壞糖的攝取時，得到的回覆往往是：「我想要好好享受食物的美味啊！」

會有如此反應，代表大家認為沒有壞糖的食物一點都不美味，不吃我們認為的這些美味食物，人生就是黑白的並且毫無樂趣可言！我之前出的書《即刻減重》（Lose Weight Now）中一開始就說道：「減重的過程中，不需要刻意節食、過度運動，也無需擁有過人的強大意志力，更不用經歷痛苦的被剝奪感，只要盡情享受你喜愛的食物就好。」很多人一開始對書中的這段話都是半信半疑，想說哪有這麼好的事，怎麼可能這麼輕鬆就能減重，直到他們讀完整本書之後才相信這是真的。

節食和意志力是那段話中的兩大關鍵字。多數減重方法都強調必須靠著強大的意志力控制飲食，靠著意志力在固有的飲食習慣中做出劇烈改變，這樣的方式通常無法持久，也很難成功。接下來會做更詳細的解釋，本書所提出的方法不需要依賴意志力，更不用辛苦節食。很多人可能都有刻意節食的經驗，反而造成許多反效果，使人更容易變胖。

本書所提出能永久戒除糖上癮的方法，不會使你重蹈覆轍。藉由改變對於飲食的想法，消除從小到大被灌輸的錯誤觀念，擺脫既有的成見，達到真正的戒糖。一旦對食物有了正確觀念，改變飲食習慣並非難事。完全不用過於勉強自己，開心享受每一餐最重要，慢慢就會看到成效，可以明顯感覺到身體更健康，精力更加充沛。

為什麼能夠輕鬆戒糖

假如有個人叫你吸食一口海洛因，想要說服你吸一次不會上癮，你會禁不起他的誘惑而去吸毒嗎？肯定不會，因為你知道海洛因會讓人上癮，有了第一次，就有第二次、第三次，時間一長，就完全離不開了。

況且，大家也清楚吸食海洛因並不會獲得快樂。別相信好萊塢電影中的假象，讓人錯把毒品和紙醉金迷、光鮮亮麗的生活畫上等號，誤以為那就是幸福的模樣。如前所述，來過我們藥癮治療特別門診的海洛因成癮病患坦承，他們後來會不斷吸毒，都是為了讓身體回到「正常」的狀態而已，根本就毫無快樂可言。不只是海洛因，任何毒品成癮者都有這樣的體悟。

糖上癮也是如此啊！你會想要閱讀本書，或許就代表你希望自己能夠健康一些，減少「壞糖」的攝取量，但我必須清楚地告訴你們：單單減少「壞糖」的攝取並沒有太大的效用，最好是完全戒除。本書旨在讓你完全擺脫「壞糖」的控制，因為即使你吃的量很少，仍擺脫不了糖癮，最後越吃越多。

唯有將壞糖的攝取量降到零，才能快速戒掉糖上癮。若一直抱持著吃一點點沒有大礙的心態，戒癮的過程反而會更費力，因為糖癮一直存在體內，你就必須時時刻刻依靠意志力與你想吃甜食的欲望對抗。

戒菸癮或毒癮也是同樣的道理。有些人認為他們從一天抽三十根，減少到一天抽十根，已經算是戒掉菸癮，也以為少抽一點就不會有健康問題。但只要有抽，即使非常少量，菸癮仍會讓你克制不住想再次抽菸的欲望，這時候你必須用極大的意志力控制自己不再拿起下一根菸。用減量的方法之所以無法成功，是因為物以稀為貴，大腦會出現菸品變得更加珍貴的錯覺。為什麼大多數人戒菸如此之難，那是因為大家以為靠意志力就可以戒菸成功，其實不需要意志力，只要用對方法，自然能輕鬆擺脫菸癮。

依靠「意志力」戒除毒癮者會感受到自己捨棄了快樂源頭或精神慰藉的痛苦，所以往後人生的每一天，他們需要不斷地依靠意志力與毒癮對抗，沒有放鬆的一天。

本書提出的方法非常絕對，想要輕鬆又無痛苦地擺脫糖上癮，唯一的方法就是將「壞糖」完全從飲食名單中剃除，戒糖之後，你不會再重蹈覆轍，往後的生活中，每當你看到甜食都會納悶，自己當初怎麼會那麼愛吃壞糖。

從你開始閱讀這本書的那一刻起，只要照著書中的指示去做，就能展開一場戒糖之旅，展開人生新的一頁。

第一項指示：嚴格遵照所有指示

許多人花了一輩子的時間戒癮，卻從來沒有成功過，其實只要你用對方法，戒癮的過程完全不需經歷痛苦。書中的每一句話都是為了讓你的戒糖過程盡可能輕鬆，從而確保成功，千萬別漏掉任何一句話。

本書提出的「糖質戒斷法」，幫助你從根本瞭解成癮的心理機制，改變你對壞糖的認知。閱讀的過程中，你會大開眼界，對自己的戒糖之路充滿信心，糖癮也會自然消退，往後你看見其他糖上癮者時，心中只有同情，絕不會有一絲羨慕。現在的你不免心存懷疑，但請先抱持開放的心態繼續閱讀下去，你不僅不會有任何損失，還能獲益良多！

許多人經歷過無數次戒糖失敗的過程，不管是減少壞糖的攝取量，還是依靠意志力控制自己不去碰甜食，都讓自己筋疲力盡，覺得戒糖是極大的犧牲，剝奪了享受美食的權利，甚至在一次次失敗之後，不免開始懷疑自己。這一次，你不需要那麼辛苦，別把戒糖想得如此困難，接下來我將解釋為什麼戒糖其實非常容易。

透過本書，你將展開一趟令人興高采烈的戒糖之旅，拋開戒癮的悲慘與焦慮，只想著戒癮之後的成就感，由衷相信擺脫糖上癮是一件無比美好的事情。

有些人可能會認為我提出的方法只是在洗腦大家，所以我才一再強調抱著開放的心態閱讀這本書的重要性。事實上，真正的洗腦是從小到大我們被灌輸的許多錯誤觀念，這本書幫助你打破一直以來的成見，重新審視自己對壞糖的理解，質疑你在社會傳統觀念的潛移默化下深信不疑的事實，也自問自己對成癮到底瞭解多少。若你做到這些，肯定能戒癮成功。

輕鬆戒糖法

無論是什麼原因讓你想閱讀這本書，你心裡可能已經萌生這樣的想法：「壞糖」是健康的頭號敵人。在第二章，我將更詳細的解釋不同種類糖分的差異，包括人體所需的「好糖」，以及有害身體健康的「壞糖」。現在，我們只要先專注在本書的目標：擺脫糖上癮！

這個方法起初是用在擺脫菸癮，幫助吸菸者戒掉尼古丁毒癮，以前的我是個重度菸癮者，每天多則抽一百根菸，少則六、七十根，經歷過無數次戒菸失敗的痛苦，也曾因此灰心喪氣地想，我是不是天生就注定要當個老菸槍，還是因為我意志力太過薄弱，才戒不了菸。直到後來我用了「輕鬆戒菸法」才真正戒除了多年的菸癮。

無數次戒菸失敗的過程中，我幾乎就要相信我的生活離不開香菸了，老天爺可能是為了懲罰我意志薄弱，才讓我後半輩子都得受菸癮折磨。直到有一天，一個偶然的機會改變了我的想法，就在我幾乎要放棄戒菸的時候，我去接受了催眠治療，雖然催眠治療並不是讓我成功戒菸的決定因素，但我卻因為催眠師提到的關鍵字「成癮」，而有了「輕鬆戒菸法」的靈感，忽然腦中靈光一閃：我並不是真的喜歡抽菸，我會不斷地抽菸，是因為我上癮了！

從那一刻起，我對菸癮的想法完全改變，我不僅停止吸菸，成功戒菸之後，我發現自己的戒菸法十分有效，不再有任何想抽菸的欲望，我趕緊告訴我的妻子喬伊斯，希望用這個方法來幫助更多的吸菸者，所以創辦了「輕鬆戒菸中心」。

輕鬆戒菸法已經幫助了數千萬人成功擺脫菸癮，戒菸診所遍布全球，不只是戒菸，也可以運用這個方法戒掉其他上癮問題或恐懼，包括酒精成癮、賭癮、卡債族、搭機恐懼症以及暴飲暴食。本書的內容都建立在輕鬆戒菸方法之上，當然就必須要有說服力，這個方法充滿說服力的主要原因：**它有效！**

這個方法不會要你經歷痛苦的戒斷症狀，也不需要強大的意志力，它只是幫助你瞭解並面對事實。或許你會說，你早就知道糖分有害身體健康，還會引發疾病甚至死亡，那你既然知道，為什麼總是難以停止？吸菸者也知曉吸菸的壞處，但總是不需要任何原因，就選擇再點起一根菸。

我只是在提醒大家事實，很多人終其一生都意識不到自己糖上癮的事實。我所說的事實是，精製糖類、加工過的碳水化合物、澱粉類碳水化合物對身體有害，並不是指所有的糖。

如何實行

大家可能會想：「既然有這種好方法，能如此輕鬆戒糖，那為什麼還不趕快切入要點，告訴我們其中關鍵因素，好讓我們趕快開始行動？」這種事是急不得的，請有些耐心，花些時間閱讀本書絕對是你人生中非常值得的投資，你將永遠不用再做糖癮的奴隸，任由糖摧毀自己的健康和生命。

這個方法就如同要開啟保險箱上的轉盤鎖，若你沒有完全按照指示的順序操作，即使有了操作說明，也無法順利開鎖。

請記得：嚴格遵照所有指示

請從頭到尾閱讀本書，最好不要漏掉任何部分，有些人可能急著想知道輕鬆戒糖法到底是如何運作，跳過前面的部分，直接翻到後面的章節，那只會讓效果大大打折。

你的人生到目前為止，許多對糖分的錯誤觀念已經深植腦海，我們必須從根本去更正錯誤觀念，瞭解事實。應該是有某些原因才讓你想翻開這本書，改變自己的飲食習慣，或是你以前已經用盡各種方法，但最後都以失敗收場。別灰心，只要記住自己想做些改變的初衷，並且遵照所有指示，這次肯定會有所不同！

先別急著改變

在讀完整本書之前，不用過早嘗試戒糖，不需要急著改變自己的飲食方式。

在閱讀本書的過程中，你會慢慢感覺到自己對糖分的欲望或需求都自然而然地減少了，看到其他指示之前，請你先按照原本的飲食習慣，不刻意改變原本的糖分攝取量。

本章概要

- 因為從小就已經糖上癮，所以我們習以為常。
- 因為成癮的戒斷症狀作祟，即使知道壞糖對身體有害，卻依然繼續食用。
- 糖上癮者對糖分有強烈渴望，唯有再次攝取才能稍微緩解。
- 減量是沒有用的，戒糖的過程可能會因此毫無進展。
- 輕鬆戒糖法讓你徹底擺脫糖上癮，重點是過程輕鬆容易！
- 不需要依靠意志力。
- 嚴格遵照指示。

第二章

自然法則

本章涵蓋

• 觀察松鼠•野生動物不會過胖
• 人類和野生動物的差異•糖的誤解
• 第二項指示

糖分是人類數百萬年來生存的必要物質，糖本身並沒有問題，只是人類以違反自然的方式，將糖過度加工，甚至是創造出欺騙身體的代糖，糖因而演變成現代社會最甜蜜的毒藥。

有人觀察過松鼠嗎？這個看似平凡的小生物，可說是自然界的一大亮點，牠們能夠在幾秒鐘內快速爬上高牆，於枝頭間輕鬆跳躍，還能在圍牆上來去自如，甚至連爬繩索都難不倒牠們！松鼠總是精力充沛的模樣，你應該沒看過有氣無力的松鼠吧？應該也不可能有人見過超重的松鼠？

想瞭解其中原因，就去看看松鼠吃堅果的樣子吧。多數人拿到一大碗堅果，很容易不知不覺就把它吃完了，但松鼠可不會這樣，牠們只吃目前所需的量，然後把其他的堅果藏起來之後再吃，這是非常聰明的計畫，動物需要確保自己還有下一餐。松鼠怎麼會知道要如此計畫？別小看牠們小小的腦袋，生存能力甚至比人類還強，我們在某些部分都還要向松鼠學習呢！

松鼠有靠意志力來控制飲食嗎？難道牠們知道吃太多會變胖而無法輕鬆自如地爬牆，或是松鼠瞭解一次全部吃完可能會找不到下一餐，所以才壓抑自己享受食物的欲望？才不是！只要仔細觀察動物，就會發現牠們都有一種能避免暴飲暴食的自然機制，除了人類之外，地球上的每一種動物都會維持牠們生存所需的正常體型，即使是體型較為肥胖壯碩的動物，譬如說河馬或海象，也是為了要順應生活形態與環境才有這種體型，但這些動物的體型都很一致，不會有過胖或過瘦的情形發生。

回想我們看過的電視節目中，動物成群結隊的畫面，不管是魚群、三五成群的水牛或鵝群，或許體型大小有些微差異，但基本上牠們的外形和身形比例都沒有太大差別。除非是老幼病殘，否則牠們不太會出現落後落單的情況。更不可能有動物會因為暴飲暴食，讓牠們需要拖著肥滋滋的肚子辛苦地往前走。地球上只有三種類型的動物會出現過重的問題：第一種，人類。第二種，被馴養的動物，牠們的飲食習慣都受人類控制。第三種，飲食習慣受到人類影響的野生動物，可能是吃到人類丟棄的成癮食物。最明顯的例子就是英國郊區的鴿子，人類過去三十年來逐漸浮現的過胖情形，似乎也能在鴿子群中觀察到這個現象。

地球上的其他物種都能夠盡情吃牠們愛吃的食物，無論吃多少，都不會變得太胖！牠們是如何做到的？難道那些松鼠、魚類、水牛是靠意志力來避免過量飲食嗎？當然不是！真正的原因是，這些動物都有分辨什麼該吃、什麼不該吃的本能。

人類曾經也擁有這種本能！

真正需要的唯一資訊，是我們與生俱來的：本能。

我們祖先那一代，並沒有營養師告訴他們如何保持身材。然而，人類因為有獨特的智能，對飲食漸漸有了不同的想法，人類自以為聰明地創造出越來越多新奇的食物和飲食習慣，這些創新的飲食大多都與人類原始的飲食本能有所牴觸，科學家也提出了許多科學研究與統計，告訴我們什麼是正確的飲食方式和習慣，但是，過多的資訊反而讓人混淆不清，我們也漸漸忘了真正需要的食物是什麼。

飲食是人類與生俱來的生存本能，不需要教導和訓練，我會在後面的章節進一步解釋。地球上的每一種生物都有自己獨特的飲食本能，就好似量身打造般適合他們。我們可以稱這個巧妙的飲食計畫為自然法則，這是我們與生俱來最棒的飲食計畫，不該被埋沒。

前面提過，《即刻減重》書中所說：「減肥的過程中，不需要刻意節食、過度運動，也無須擁有強大過人的意志力，更不用經歷痛苦的被剝奪感，只要盡情享受你喜愛的食物就好。」你肯定會懷疑，減重怎麼可能這麼簡單，這不可能啦！但你只要想想動物界有九十九・九％的動物都是以這麼輕鬆快樂的方式維持健康體型，那麼，你是不是開始覺得這值得你探索其中奧祕。

你可能會反駁說，那是因為野生動物較難取得食物，牠們光尋找食物、獵食、再帶回巢穴的過程，就花了好多時間。食物對牠們來說，確實是比較珍貴稀有的資源，也有可能因此限制攝取量，甚至是挨餓。但是，當牠們有充足食物的時候呢？你有看過牠們因為狼吞虎嚥、暴飲暴食而暴肥嗎？

糖的誤解

人類天生就有愛吃甜食的天性，這是無可避免的，因為糖分就如同身體不可或缺的燃料，人需要糖分來維持正常的身體運作。碳水化合物也是糖類的一種，是人體能量的主要來源，吃進身體後會被轉化為葡萄糖，提供能量給我們的大腦、肌肉和維持其他重要的身體功能，生命才得以延續。我們所需要的糖分要從自然的植物與食物中獲取，自然法則為了確保我們能攝取足夠的自然糖分，所以許多天然食物都有自然甜味，並賜予我們與生俱來對甜食的欲望。

你或許會想，如果人類與生俱來的飲食傾向於苦味的食物那不就好了，不會如此愛吃甜食。但人類喜愛甜食的天性早在數百萬年前，還沒有嚐過蛋糕、糖果或碳酸飲料的滋味時就已演化而成。現在，食品工業試圖用精製糖把我們勾住。若我們有喜愛苦味食物的天性，食品工業也絕對會盡其所能地大量生產相關食品。

精製糖大約在兩千多年前出現，近年來，精製糖類已經被大量使用在食品製作中。十八世紀，在當時奴隸制度和工業革命的影響之下，由蔗糖製成的精製糖類大量生產。第二次世界大戰期間的定量配給制度，更為糖增添了一層神祕面紗，受配給制度的限制，反而給人一種稀有珍貴的感覺。從那時候起，精製糖類的消費量快速成長，時至今日，西方糖業市場已經到達顛峰，快要沒有成長空間了。精製糖早已全面入侵我們的生活，不只是西方國家，世界上其他國家也相差不遠，也難怪糖尿病會如此盛行！

- 二十世紀初，世界人口平均每人每年消費十一．二磅（約五公斤）的糖。
- 現今，世界人口平均每人每年消費糖的量已經高達四十六．三磅（二十一公斤），相當於以前的四倍多！

・美國心臟協會（American Heart Association）建議每天糖分攝取量最好不要超過九・五茶匙。根據富比士雜誌，現今成人每天平均糖分攝取量是二十二茶匙，孩童每天平均糖分攝取量是三十二茶匙。

罪魁禍首主要是甘蔗和甜菜精製而成的結晶糖，但還有許多其他產品，譬如說普遍存在於產品中的高果糖玉米糖漿，其普及程度可能已經超乎想像，也引發健康上的疑慮。

這些「壞糖」的原料雖然都是天然的食物，但經過精製之後，缺乏原有的營養以及礦物質元素，已經不是人類身體所需要的自然物質了。糖精製的過程其實和毒品提煉的過程很相似，古柯的葉子提煉出古柯鹼，而海洛因就是從罌粟中被提煉出來。製糖業將甘蔗精煉並去除其纖維、維生素與礦物質，最後只留下白色結晶狀的物質。這種很甜又易溶解的物質方便加進各種食物中，讓身體誤以為那就是我們需要的食物。不過別忘了，人類本能所需要的食物只是有甜味、新鮮又營養的水果與蔬菜。

精製糖類又稱為「無益碳水化合物」，幾乎沒有任何營養價值，只空有很高的糖分。如果攝取過多的碳水化合物，超過了身體燃燒循環過程中能夠代謝的量，過剩的部分就會形成脂肪。由於精製糖類沒有營養價值，吃這類食物並無法消除飢餓感或降低食欲，你會想要繼續吃下去，反而攝取了越來越多的壞糖。

在辦公室放一盆橘子自由取用，大家通常只會拿取一顆享用，其他的還留在碗裡。但如果是放一整盤的蛋糕、餅乾或巧克力，情況可就不同了，可能過沒多久，你就會發現盤子已被掃蕩一空。

為什麼甜食讓人有想要不斷吃下去的渴望？因為精製糖對血糖有極大的影響，糖分會拉高血糖，影響大腦的神經傳遞，最終造成糖上癮。看到這裡，大家應該比較瞭解為什麼精製糖類會成為已開發國家最有害的物質，糖上癮的人數早已遠遠超越海洛因和古柯鹼成癮的人數。「壞糖成癮」可說是一種疾病，某種程度上，深深影響著現代社會的每一個人。

糖尿病

糖尿病是一種胰島素功能異常的疾病，而胰島素是由胰腺分泌的荷爾蒙，能夠維持血糖穩定。第一型糖尿病發生在患者的身體無法產生足夠的胰島素，一般於兒童和青壯年時期開始發病。第二型糖尿病通常發生在年紀比較大的時候，身體雖能製造胰島素，但無法被身體善加利用，例如細胞會產生胰島素抗性。近年來全球孩童出現第二型糖尿病的案例也大幅增加，有些國家孩童罹患第二型糖尿病的比例甚至佔了確診人數的一半。

第二型糖尿病若沒有好好控制，可能會引發嚴重的併發症。但它是可以預防，也能夠控制的。

舉吸菸為例，幾十年來的公共教育宣導菸癮對人體造成的嚴重後果，我們比三〇～五〇年代的人更瞭解菸癮的危害。但是香菸製造商盡其所能的掩蓋事實，無論是用合法還是非法的手段，欺瞞了好幾個世代的吸菸者。糖業同樣也受強大既得利益者的商業力量操控著，我們是否因此缺乏了對壞糖的危機意識？

輕微的血糖上升並不會有任何危險，但長期下來還是會造成傷害。肥胖和糖尿病增加了中風和心臟病的風險。過多的脂肪沉積在血管壁，導致血液無法順利送回心臟，可能會造成心絞痛以及心臟或腦血管阻塞，最終導致中風和心臟病。

糖尿病可能會影響周圍神經病變，這類型的神經傷害可能會造成雙腳麻痺甚至需要截肢、失明以及器官衰竭，例如：腎衰竭。

大家有想過，現在的飲食習慣可能會造成如此嚴重的後果嗎？也難怪食品業者噤聲不語。

我思忖許久，是否該把上述資訊放入這本書，「輕鬆戒糖法」其實不該用如此嚇人可怕的方式。我最後還是放了，因為過胖和糖尿病是可預防的，但實在有太多人是等到罹患了第二型糖尿病，才懊悔自己當初怎麼不知道這些知識。無論你正飽受糖尿病的病痛折磨，還是你已出現糖尿病的初期症狀，我不希望你們被上述資訊嚇到。希望你們看完就將之拋諸腦後，依然開心享受戒糖的過程。

世界衛生組織（WHO）發佈全球性的糖尿病報告指出，全世界約有四億名糖尿病患者，預計死亡率將在未來十年內增加五〇％，不過這並非判大家死刑，因為我們可以避免走上這條路。

第二型糖尿病可預防也可治癒！

全球糖尿病患人數快速攀升，其中有百分之九十是第二型糖尿病，通常是因為肥胖與缺乏運動，最根本的成因還是攝取過多「壞糖」。

有些人可能有聽過一九八〇年代世界衛生組織（WHO）推動愛滋病特別教育計劃。為什麼完全沒有壞糖導致肥胖和第二型糖尿病相關的大型防治計畫？背後肯定有強大的力量操控著，如同二十世紀晚期邪惡的菸商（BIG TOBACCO）不擇手段誤導消費者對於菸品之健康危害的正確認知！

新面向

《即刻減重》有提到不正確的飲食方式容易導致暴飲暴食。吃錯食物的種類是肥胖的最大主因，身體得不到足夠的營養，飢餓感無法得到緩解，你就會吃的更多，難怪肥胖纏身！《即刻減重》書中沒有花太多篇幅去討論糖上癮的問題，那是本書的重點。雖然解決糖上癮的問題對於控制體重有很大的幫助，但兩本書所著重的面相不太一樣。《即刻減重》並沒有談太多糖上癮的部分，若你想進一步瞭解糖上癮，看這本書就對了！只要按照書中的指示一步一步進行，不只能戒掉糖癮，還能維持健康體態，一舉兩得。

人類的飲食中對身體「有害的食品」，主要的罪魁禍首肯定是添加「壞糖」的那些食品。或許你不認為自己嗜糖上癮，下一次你去採買食物的時候，最好把食品和飲料放進購物車之前，仔細檢查每一樣商品的成分標示。除了推車，你還可以拿一個購物籃，若產品中含有壞糖，就放進購物籃，別忘了，不只是檢查含糖成分，還包括加工過的碳水化合物、小麥產品、澱粉類碳水化合物，譬如說義大利麵、馬鈴薯、米飯和麵包；若是無糖，就放進手推車。如此一來，大家就能看出壞糖有多麼深入我們的生活之中。

即使你已經承認自己糖上癮，這還是個很有用的實驗。實驗結果絕對讓你們大吃一驚，含有壞糖的食物居然如此多，超乎我們的想像。甚至連許多無法和甜味聯想在一起的美味食物，都出乎意料之外含有大量壞糖，像是披薩、洋芋片、即食食品和罐裝醬料。壞糖干擾了我們的味覺，不僅讓我們上癮，長時間下來更使我們逐漸遺忘既有的飲食本能。

若超市將有壞糖成分的產品都下架，如此一來便只會剩下二十%的產品！

為了確保你能徹底擺脫精製糖的危害，我們必須學習看到事情的真實樣貌，不受外在物質或外界的聲音所操控：**含糖物質會導致新陳代謝異常，對身體有害無益。**如何不受外在的事物所操控？絕對要遵照書中指示！

第二項指示：抱著開放的心態

多數人都認為自己心胸開放，能拋開成見地看待世界，並願意接納新的事物。不過這樣還不夠，必須更進一步地挑戰並推翻根深蒂固的錯誤觀念，承認自己可能遭到誤導，甚至質疑那些權威人士所提出的觀念或知識也有可能是錯誤的，那些飲食理念可能幾年後就被推翻了。抱持著開放的心態，順應著身體本能需求，才有可能看到事實。

小練習

請看下面的兩張桌子，其中一張是正方形，另一張是長方形。若現在我跟你說這兩張桌子的尺寸完全相同，你肯定不相信吧！

因為你一開始就被灌輸了一張是正方形、一張是長方形的訊息，進而影響你看事情的角度，矇蔽心智。但是，若用尺測量，兩張桌子確實一模一樣！

這個小練習是用來告訴大家，你的心智有多容易受干擾或操控，而產生錯覺，輕易地把錯誤的訊息當真，甚至深信不疑。大家在吃蛋糕或巧克力棒

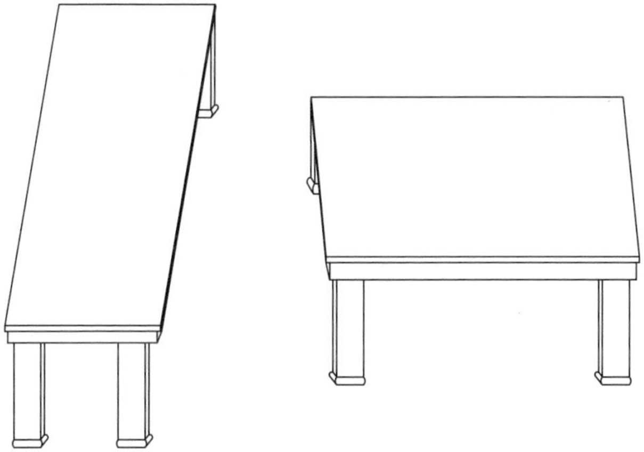

的時候，都會感到療癒，獲得滿足，但如果那只是你的錯覺呢？想要有開放的心胸，第一步就是要承認你原本有許多成見。

本章概要

- 自然法則是我們的飲食指導原則，身體本能會告訴我們吃什麼、何時吃。
- 只有下列三種類型的生物會發生過胖問題：人類、被馴養的動物、受到人類生產的易上癮垃圾食物所影響的野生動物。
- 人類智能發展過快，無視人類生物本能的智慧。
- 人類有愛吃甜味食物的天性，業者特別使用精製糖類吸引大家的味覺。
- 「壞糖」指的是任何含有精製糖類、加工過的碳水化合物或澱粉類碳水化合物。
- 抱著開放的心態，質疑原有的觀念。

第三章
洗腦

本章涵蓋
• 暴食過後的羞愧
• 你的飲食由誰選擇？• 喜愛的食物
• 為什麼無法停止暴食？
• 節食無效 • 第三項指示

人類一直以為自己有自由選擇飲食的權利，但早在出生前我們的飲食本能早已底定，這是天生的，由不得我們選擇。

情況通常是如此，困擾於肥胖問題的人會辯解說他們只是「熱愛享受美食」，但他們卻也花了大把時間懊悔過量的飲食。過胖的人知道他們飲食過量，也瞭解那種感覺並不好受。輕則感到愧疚；嚴重的話還會自我懷疑甚至否定自己。

全世界有非常多的暴食者，對於自己低落的飲食自制力倍感灰心羞愧。這些人只要忍不住吃了一塊餅乾，就會無止盡地一塊接著一塊吃下去，最後把整包餅乾都吃完了；他們還會在生日派對後，把大家吃不完的蛋糕都清得一乾二淨；有些暴食者還會拿一盒巧克力到床上，狼吞虎嚥，把巧克力吃個精光。他們都有同樣的感受：飽脹不適、不滿足又倍感愧疚。

但是，這些暴食者其實不需要覺得羞愧，因為飲食的「選擇」已經不是他們可以控制的了，飲食的「選擇」是我們人生中被灌輸各種觀念所洗腦的結果，既然不是自由選擇的結果，那就不需責怪自己。

每個人出生之後，幾乎所吃的每一餐都由不得自己選擇。

既然如此，飲食習慣一開始就超乎你能控制的範圍了，那你又何必因此感到罪惡與羞愧？若你有按照上一個章節所說，買任何食物之前都看一下成分標示，就會發現糖、加工過的碳水化合物和澱粉類碳水化合物在我們的飲食習慣中無處不在，幾乎無法避免。這非常可怕，如果我們從今以後不吃糖、加工過的碳水化合物和澱粉類碳水化合物，那還有什麼是能吃的？

放心，一旦你成功轉換心態，自然會慢慢感覺到即使遵照自然法則，飲食依然充滿樂趣。飲食的選擇和變化性甚至比現在更多、更豐富。你現在已經瞭解到自己的飲食習慣出了問題，對於要如何改變卻還沒有頭緒，但這是個好的開始，你將學習為自己的飲食負責。

首先要釐清的是，沒有任何人能強迫你改變。改變的動力和原因其實很簡單，或許是希望原本不快樂或飽受病痛折磨的人生有所轉變，有健康的身體，才能做更多事，也才有時間與精力可以好好享受生活！

很多人害怕減肥，因為減肥在大家的印象中意味著節食、憂鬱又必須面對不能盡情享受美食的被剝奪感，如此過程痛苦萬分。

本書提出的「糖質戒斷法」將會是一個全新的體驗。不需要強大的意志力，也不用強迫自己吃一些討厭的食物，更不用設計一套緊湊逼人的健身運動計畫。只需要理解並按照這個方法，自然而然地改變飲食習慣，且樂在其中。你將體驗到，人生中第一次真正選擇屬於自己的飲食。

最愛吃什麼食物？

如前所述，減重只要盡情享受自己喜愛的食物就好，無論吃多少、什麼時候吃都沒關係，這種說法肯定會遭到質疑。本書後面的章節會提到你必須改變對飲食的看法，大家可能會因此認為，我只是狡猾地轉換了讀者對於「喜愛的食物」的解讀方式。並非如此！

若你真的認真地將這個方法付諸實踐，看完本書，你喜愛的食物絕對會有一百八十度的轉變，跟你看這本書前所喜愛的食物完全不同。

出現如此轉變，你非但不會覺得受騙，還會覺得深受啟發。你喜愛的食物將美味又健康。回想一下前一章節的錯覺練習，兩張你認為尺寸不一的桌子，事實上卻一模一樣，這提醒了我們拋開成見，抱著開放的心態，才有可能看到事情真相。我們也應該用同樣的方法，重新檢視自己最喜愛的食物。

由你正在看的這本書來判斷，你目前最喜愛的食物並無法讓你感到快樂。既然是最喜愛的食物，怎麼可能讓人不開心？你可能如此辯解，不開心的感覺都是吃完之後才隨之而來，吃得當下還是非常快樂，覺得美味無比。味覺容易變動，也易受到整個飲食環境的影響。

許多社會所公認豪奢的飲食一開始其實十分令人反感，譬如像是生蠔，似乎很少人第一次享用生蠔就愛不釋口？除了生蠔之外，魚子醬、鵝肝醬、藍紋乳酪皆是如此，幾乎所有人第一次吃到這些精緻優雅的菜餚時都不太適應它們的味道。

因為食品業者打造的飲食環境，讓我們一直誤以為美味的食物都加了很多食品添加物，有害健康，因此我們忽略了最簡單基本的飲食道理，認為第一口吃起來直覺好吃舒服的美味食物，就是對我們身體好的食物。

大家以前吃蛋糕的時候，有認真感受過嘴巴裡的味道嗎？如果有人跟你說，蛋糕的奶油不是用牛奶，而是用老鼠的奶製成，你還會覺得好吃嗎？你口中的味道是否瞬間變調？我打賭你聽到之後，一定會馬上吐出來。為何如此？牛隻也是生活在泥土、排泄物和蒼蠅的環繞中，為什麼我們認為牛奶就是好喝，而老鼠的奶就是噁心的東西？

別擔心，我不是要你從今以後改吃老鼠。重點是，大家事實上都受到整個大環境的洗腦，對於每一種食物都已經有既定的想法，導致我們無法用感官、用心感受食物的味道。追本溯源，我們是從什麼時候開始被洗腦的呢？

給什麼就吃什麼

你的飲食習慣一直以來都受別人控制。哪個小嬰兒有辦法決定自己要喝母奶，還是配方奶？誰能決定自己什麼時候要斷奶，改吃固體食物？也無法決定要吃哪種固體食物。你的成長過程中，誰負責採買食品雜貨？誰來準備你的早餐？學校的營養午餐菜單是由誰來規劃？誰負責採買晚餐的食材及下廚？

不只是小孩或學生，就連大人也是，飲食多是由別人支配。員工餐廳裡有多少選擇？即使你是自己煮晚餐，晚餐的內容還是會受預算、廣告洗腦，受這些影響，每個人的口味在成長過程中逐漸「養成」。

每個人的飲食習慣多是受父母所影響，而他們也同樣是受上一代影響。之所以一代傳一代，主要還是因為整個社會文化的洗腦，就如同前面提到的桌子錯覺，除非有人點破，否則我們自己很難衝破迷霧揭開真相。幸好，一旦你看清了，就不會再受錯誤的觀念愚弄。

大家可能會認為，一天中正常吃三餐應該問題不大吧，應該是正餐之間吃太多零食才會出問題。隨手拿起的糖果、洋芋片和巧克力棒，是因為意志力不夠，才會禁不起誘惑隨手拿起零食大吃特吃嗎？

絕對不是！無論是糖果、洋芋片還是巧克力棒，會一直有想吃甜食的欲望是因為你已經被洗腦了，垃圾食物廣告商為了銷售產品，盡其所能的洗腦大家，盡量放大甜食吸引人的那一面，隱藏其壞處，只為了讓商品賣得更好。

當然，廣告商就是要負責推銷和宣傳產品，他們必須為產品創造出美好的形象，所以他們將糖分塑造成良好的東西，能帶給人活力，甚至提倡糖分在某些情況下，能提升性吸引力！有些垃圾食物只有在一年中某些時候販賣，就像季節限定的水果，因為季節限定而更加熱賣！一旦腦中已深植錯誤的觀念，任何相關廣告都能觸動你想吃甜食的渴望。

不是個人選擇，而是社會文化的洗腦。

飲食的分量也歷經了長時間的洗腦。大多數文化中，將餐點吃光，才是得體的表現。無論別人準備了多少食物，我們就應該全部吃掉，以示尊重。但他們如何決定分量要是多少？若我們幫親朋好友盛飯菜，通常都會想要多盛一點，怕對方吃不飽，或是怕顯得自己太小氣。

世界各地許多地方都有宴席的習俗，在特別的日子準備各式佳餚慶祝一番。對於西方國家來說，聖誕節是一年之中非常重要的節日，聖誕大餐通常包括洋芋片、魚、肉、布丁、點心、乳酪、蛋糕、餅乾、酒類和各式糕餅等等食物，吃了一頓豐盛的聖誕大餐，我們可憐的胃塞滿了食物，負擔沉重，難以消化。大吃了一整天，到了晚上昏昏沉沉、頭暈腦脹，且腹部飽脹不適，過量飲食使身體負擔過重，難以消受，多餘的熱量合成脂肪，就自然形成肥胖。然而，即使知道暴飲暴食的下場，為什麼隔年卻還是重蹈覆轍？

為什麼重蹈覆轍？

美好的聖誕節卻以飽脹的不適感作為一天的結束，你以為大家會從此學乖，不再暴飲暴食。才不會！這種情況還是年復一年發生。對許多人來說，問題其實一整年都存在，聖誕節無非只是其中一個特別明顯的例子。不舒服的感覺是身體發出的警訊，但我們不會因此而停手，肯定是有什麼別的力量迫使我們吃個不停。

有菸癮和酗酒問題的人，剛開始吸食尼古丁或喝酒時，並不會立刻就適應其味道，反而還會產生厭惡感，這是身體發出了警訊，希望我們不要再碰這種容易上癮的有害物質。但多數人不予理會，依然故我，直到適應了這種氣味。有些人的偶像有抽菸喝酒的習慣，你希望成為他們的樣子，只好努力克服令人反感的氣味，最後似乎也習慣了。事實上，這些人是喪失了人類味覺的本能，我們會逐漸對有害物質免疫。如同許多老鼠代代相傳下來，已培養出免疫力，不再懼怕老鼠藥。有一天不再對香菸或酒精的氣味敏感，改變的不是香菸或酒，而是我們！無視自然本能發出的警訊，終將陷入成癮的深淵。

身體本能警訊

人類處理疼痛的方式，是我們無視本能警訊最明顯的例子。吃了一大堆垃圾食物、糖果餅乾後引發牙痛，多數人第一時間就是吃止痛藥，疼痛隨即消失，感覺舒服多了，不過，這表示你的牙齒真的沒問題了嗎？並沒有！疼痛只是暫時緩解，這可能會掩蓋病情、延誤診斷進而引發嚴重後果。

感覺疼痛的原因：疼痛是身體發出的警訊，提醒你的大腦身體的某個部位可能出了問題，身體釋放激素將免疫細胞帶到疼痛部位，白血球細胞迅速聚集以加速身體痊癒。吃止痛藥鎮壓疼痛，只是治標不治本，還會讓身體的自癒能力降低。

若車子油燈亮起，你會怎麼做？把油燈的燈泡拔掉？還是去加油？上述兩種方法都能讓油燈熄滅，但只有第二種方式能避免引擎燒壞。

與其他種成癮不同，當我們意識到自己吃了什麼之前，沒有任何調適時間，就已經糖上癮。長大後，我們早已深信含有精製糖、加工過及澱粉類碳水化合物的食物，能帶來快樂或慰藉。但我們並沒有因為吃了這些食物而感到真正的滿足，總是忍不住越吃越多，最後飽得很難受。

因為要追逐一個不可能達成的目標，所以吃個不停，這個目標稱之為「滿足」。唯有吃到營養又美味的食物，我們才有可能感到滿足。人體每天都必須攝取足夠的營養，然而，精製糖、加工過以及澱粉類碳水化合物並無法供給身體必需的營養成分。我們所吃的食物，大多沒有足夠的養分，取而代之的是食糖後的興奮感，但這種感覺也快速消逝，隨之而來的不適感讓人產生假性飢餓，渴望吃更多食物。即使如此，我們還是不斷地吃進自以為喜愛的食物，通常是垃圾食物，而沒有真正攝取足夠提供熱量及各種必需營養素的食物，消除飢餓感。

吃垃圾食物會造成惡性循環。**停止惡性循環的唯一方式：不吃垃圾食物。**

思考一下過量飲食的原因，其中的道理與菸癮和酗酒問題非常類似：

- 無聊：無所事事，為了填補心裡的空虛寂寞。
- 悲傷：幫助我排遣一個人的孤獨感，忘卻孤獨寂寞。
- 壓力：協助我轉移注意力，解決煩惱和擔憂。
- 例行公事：一天中的某些時間點就是要做某些事。
- 獎勵：累了一天，吃一些犒賞自己不為過吧！

許多人認為只要吃下巧克力、蛋糕等甜食，就會感到幸福愉悅，但這是一種不好的習慣。

人在快樂的時候，想吃垃圾食物的欲望特別低，不會特別渴望巧克力、蛋糕等甜食，回想一下，婚禮上的蛋糕是不是常常都剩很多。

因為受社會洗腦的結果，成癮者的「癮」絕對和「獎賞」脫不了關係。為什麼有人會用可能致命的食物來犒賞自己？因為從小到大，被誘導糖果是獎勵品，聽話的時候才有糖吃，總認為擁有甜食吃是幸福的，也養成愛吃甜食的習慣。若利用蘋果作為獎勵孩子的方式，我們長大之後也會視蘋果為一種獎勵。

好事將發生

毒癮者並不笨，他們清楚知道自己掉入了陷阱之中，更深刻體會到毒品不是一種獎勵品，它只會毀了一個人的人生。但他們還是忍不住繼續吸食，因為他們陷入了成癮的陷阱，下一個章節會更詳細解說，現在只是先讓大家建立正確的心態。

記住你的目標：擺脫壞糖上癮，享受營養美味的每一餐，感受到前所未有的快樂。讓每一個閱讀本書的人從此以後擁有快樂的人生，絕對是這本書的首要目標。

讓我們誠實地面對自己，不是只有特別的節日才會大吃大喝，對吧？每一次吃了過多的披薩、義大利麵或各種馬鈴薯的料理，吃完不僅覺得懊悔、羞愧，還會增加腸胃負擔，造成身體不適。

每次瘋狂吃完蛋糕、冰淇淋、餅乾或巧克力之後，總是充滿罪惡感，而且還不只一年一次，這種情況通常是日復一日、月復一月、年復一年發生。從今以後，你不必再盲目地任由這些壞習慣剝奪你的愉悅感！你將能夠掌控自己的飲食，選擇自己喜愛的食物，決定自己要吃多少、多常吃。

懷疑嗎？地球上九十九．九九％的生物都是如此飲食。來看看掌控自己飲食會帶來什麼好處：除了真正體會到飲食的意識及樂趣，還能感受到身體輕盈、精神煥發、活力充沛、充滿自信。每次吃完飯後，內心也不再產生可怕沉重的罪惡感。不再一不小心大吃大喝，之後又要痛苦地刻意節食，造成惡性循環。也不需要靠意志力控制飲食，時常在控制不了的失敗中絕望掙扎。更不用節食，或是戰戰兢兢，小心計算著每一樣食物的卡路里。節食的過程總是難忘，節食者清楚記得他們節食的悲慘經歷，所以節食就像是痛苦、憂鬱的代名詞。節食減肥都是一段辛酸史，最終總以失敗收場，這些人不想一而再、再而三地失敗。有了這個方法，你就不需要再經歷節食減肥的辛酸。

節食之所以注定失敗，因為這根本就是不可能的任務：想用節食控制體重，難道你接下來的人生都要在不斷地節食中度過嗎？那些能成功節食減重的人，通常是因為有工作上的需求，特別要求體態完美，譬如說舞者、演員、賽馬騎師、拳擊手或模特兒，為了生計，他們就會用比一般人更多的意志力控制體重。一旦他們的職業生涯結束，很有可能會像吹氣球般快速變胖。

不少人想到節食，都會覺得是一種犧牲，只要有作出犧牲的感受，就不可能永久解決肥胖問題。節食是極端的限制飲食，必須放棄喜愛的食物，那些食物或許不好，但現在你還是認為沒有那些食物，人生就毫無樂趣可言。即使那些食物確實有害健康，想吃卻不能吃的被剝奪感還是讓你痛苦難耐。某些食物也會變得跟禁果一樣，渴望但卻得不到，反而更顯得珍貴。

食物越顯得珍貴，想吃卻不能吃的被剝奪感就會更加強烈。這種痛苦感受只會持續增加，累積到一定程度後，終將無法控制，又會瘋狂地大吃大喝來發洩，狂吃如禁果般珍貴的食物，一發不可收拾。之前努力節食的成效馬上毀於一旦，不只回到原本的體重，還可能變得比以前更胖。

限制飲食也會讓人不斷感到飢餓，隨時都忍不住想著下一餐，但這種飢餓情緒一直無法緩解。與以前的飲食習慣相比，節食下的飲食分量一點也無法滿足我們複雜的身體與神經迴路。飢餓的情緒難以控制，受不了食物的誘惑，忍不住多吃了一點，最後不僅沒吃飽，還要飽受罪惡感折磨。

多數節食減肥的人，長時間下來不僅沒有瘦，反而還變胖了，都是因為食物在節食者的內心更顯珍貴的緣故。一旦達到了目標體重，接下來會如何？當然是馬上吃一頓大餐犒賞自己，花許多時間與精力減下的體重，迅即又回復原狀，一切的辛苦付諸東流。

單靠節食減肥，要能夠真正長期成功減重根本是一項不可能的任務。所以，從今以後忘掉你節食減重失敗的不愉快。那並非你不夠有毅力的問題，而是用錯方法。使用正確的輕鬆戒糖法，你將不會再次失敗。**第三項指示：抱著興高采烈的心情開始實踐書中所提出的方法。**

忘記過去的失敗經歷，專注於現在與未來。你應該感到高興，只要開始，永不嫌遲。你將打破受洗腦的既有飲食觀念，擁有健康的身體，感受到前所未有的幸福快樂。

本章概要

- 你目前的飲食習慣其實不是由你自己掌控。
- 你自認為喜愛的食物是從出生以來，受外界的人或環境影響而成。
- 食品業者的洗腦以及上癮的症狀，才會讓人不斷想吃垃圾食物。
- 一旦看清了飲食的真相，就不會再受愚弄。
- 無法永遠仰賴意志力控制飲食，所以節食通常無效。
- 抱著興高采烈的心情實踐書中提出的方法。

第四章

陷阱

本章涵蓋

- 成癮的兩個面向•豬籠草
- 自然的警示燈
- 幸福水平無可避免下降
- 迷思使你逃不出陷阱

我們被洗腦，根本就毫無知覺到底吃下了多少糖分，以致掉入陷阱，不知不覺中我們就慢慢地上癮了！

吃了壞糖之後血糖快速上升，身體必須分泌大量的胰島素來處理血糖，但馬上又因為血糖濃度快速下降到偏低水準，於是再引發下一波的進食欲望，導致強烈的假性飢餓感。只好再吃那些你自以為「喜愛的食物」來緩解飢餓，反而又吃進更多壞糖，形成惡性循環，使人無法自拔。

大家可能會因此下了這樣的結論：若一段時間不攝取壞糖，身體自然會回復正常，擺脫糖上癮，不再無止盡地渴望有害健康的食物。然而，事情哪有這麼簡單！對於吸菸者、酒鬼、海洛因成癮者和暴食者，突然有幾天完全停用成癮物質，並無法真的戒掉上癮行為。舉例來說，若所有菸癮者一個禮拜不抽菸，體內的尼古丁就能馬上淨化乾淨，那菸商大概在好幾年前都倒閉了吧。

即使體內的尼古丁都淨化乾淨，吸菸者也不一定能完全脫離對菸草的依賴，因為菸癮不只是生理上的癮，更難處理的是心理的依賴性。事實上，所有成癮都是如此，包括糖上癮，九十九％是心理依賴的問題。因為你一直以來都深信甜食（包括加工過或澱粉類碳水化合物）是快樂來源、減壓良方。只要你一直如此相信著，不能吃這些食物的時候，就會感到被剝奪，且埋怨沒有甜食的生活是如此悲慘！

如前所述，成癮可以分成生理和心理兩個面向：**小怪獸是生理層面的渴望；而大魔王則是心理層面的依賴**。成癮之初，小怪獸剛形成時，你還有機會在短期內藉著徹底停用成癮物質的方式來根除小怪獸，而一旦大魔王在心中成型且日漸壯大，就很難真正戒除。

大魔王是由社會文化的洗腦累積而成，糖上癮就是一個明顯的例子，含有壞糖的食物大多都讓人覺得是快樂來源、減壓良方，許多人都有這種錯覺，那就是問題所在。因為產生了心理依賴，越是想從中獲得精神慰藉，越是一步步往陷阱裡去。

愉快有可能是一種錯覺

近幾年賭博越來越猖獗，我們可以從賭博成癮更清楚地看出心理依賴的影響。賭徒並沒有食用任何成癮物質，但他們的上癮症狀卻和其他類型的成癮者一樣。心理上那種幸福與快樂的錯覺使成癮者無法自拔。

當你極為渴望蛋糕、餅乾等大家認為療癒人心的食物，而且你也拿起一塊吃下去，這過程要多久之後才會感覺到心理獲得慰藉？幾乎是同時，對吧？吃下去的同時就感到療癒。不過，吃下去之後至少要花幾分鐘身體才會消化吸收、產生作用，怎麼可能在吃下去的那一刻馬上就感到療癒、得到心理的慰藉？

不可能！只因為我們一直深信甜食是身體所需要的能量，所以對甜食產生了強烈的欲望。只要大腦「意識」到你已獲得甜食，對甜食的渴望就能得到緩解。你以為是吃甜食使你感到愉快，然而，這種快樂感是一種錯覺，甚至是大腦的幻覺。

陷阱如何運作

大家有聽過豬籠草嗎？豬籠草是一種食蟲植物，擁有呈圓筒漏斗形的捕蟲籠，籠內有許多蜜腺，能分泌出含有果糖的蜜液來引誘昆蟲入內。昆蟲一開始會站在囊口，試圖吃裡面的蜜液。蜜液卻如世上最甜蜜的毒藥，一步步引誘昆蟲邁向死亡的陷阱。昆蟲不知不覺中越走越裡面，一旦跌入平滑的囊口，就溺死並被消化掉。

成癮的陷阱也是如此運作。糖上癮和其他成癮不同的是，我們在還沒有長大到足以意識到自己在做什麼，就已經瀕臨囊口。等我們意識到食物中營養價值的問題，我們早就一步步走在平滑傾斜的囊口上，幾乎快要跌入囊中。

很多人都聽過含糖食物有害健康的論點：蛀牙、變胖以及心臟病、糖尿病等疾病的風險增加。除了疾病問題，吃了太多含糖食物還會讓人昏昏欲睡，時常感到疲倦。但是，即使你清楚知道含糖食物的壞處，你還是繼續吃。因為我們總覺得世界上有這麼多人也是吃著含糖食物，他們也沒有出現任何明顯的疾病症狀啊！同時，網路上又有許多錯誤觀念，告訴我們含糖食物能療癒人心，讓人感到幸福快樂、性感迷人。

所以，我們選擇把耳朵關上，不接受正確的觀念，繼續狂吃含糖食物。就如同站在豬籠草囊口上的昆蟲，已經站立不穩，幾乎就要滑倒跌入籠內。我們一直以為飲食習慣是自由意志選擇的結果，不過事實是，早在我們能夠分辨食物的好與壞之前，我們便已失控！

嬰兒斷奶後所吃的罐裝嬰兒副食品通常都有含糖。有些只含有天然的水果糖分，但還是有很多副食品會額外加糖。許多產品雖然說是天然果糖，但還是有健康疑慮，因為它們可能有被加工或混和過，造成身體吸收糖分的速度過快，使血糖值急速上升。額外添加糖的情況更為常見，大家常買的甜麵包每一百克就含有二十九克的糖。當然不只是嬰兒食品，長大後我們每一餐的主食還是各種澱粉類碳水化合物（壞糖）：早餐玉米片、馬鈴薯、米飯、義大利麵和麵包。

小時候我們要吃糖果、蛋糕和餅乾，通常都是須仰賴父母給予，無論多寡，總是由他人替我們決定。長大後，終於掌握了決定權，我們就沉浸在自己愛吃的食物中。以前受到控制的壓抑感受，一得到解放，很容易就過度沉迷。不要誤以為你終於獲得選擇自己飲食的權利，其實你早已被心裡的大魔王挾持了。

無可避免的衰退

人體與生俱來的自我修復與調適能力，是個很奇妙的機制。一旦吃進有毒物質，身體會自然產生強烈的反應，把它吐出來。這就是為什麼小朋友總是在生日派對結束後生病，因為他們吃了過多含糖食物，為了維持身體的健康與平衡，身體自然會想辦法盡快排出。但大多數時候，我們濫用了身體的防禦機制，身體對於有毒物質的耐受性越來越高，下一次只有在攝取了更多的有毒物質之後，才會產生相同效果。

換句話說，為了要產生相同的效果，我們必須增加食用量。這就是為什麼成癮只會讓人越吃越多，而想要減少用量卻變得無比艱難。記住，你並不是要減少用量，而是要讓含有壞糖的食物在你的生活中完全消失，徹底擺脫糖上癮。

隨者時間流逝，我們一步步掉入陷阱中，不經意越吃越多，每次吃完後隨之而來的空虛感也越加強烈。因為沒有攝取到身體真正需要的食物，不只身體不適，還會造成精神低落，在這雙重的衝擊之下，壞糖這種「毒藥」變得更加珍貴，心理的依賴感增加，大魔王的影響力越來越強大。

身體對糖分的耐受性與空虛感同時增加，結果就是，攝取糖分之後的興奮感不如以往，但情緒低落的感受卻會比以前更嚴重。

壞糖如何讓人上癮

糖上癮者攝取壞糖後，產生短暫愉快的錯覺，如下圖所示，這種感覺只會越來越短暫，甚至消失。在我們意識到之前，早已糖上癮多年。我們的血糖長時間反覆劇烈波動，早已出了問題，使得我們越來越依賴糖，需要攝取更多的壞糖，才能達到原本正常的幸福感。甚至都忘記了我們身體根本不需要反覆攝取壞糖，本身就有處理壓力、緊張及生活需求的能力。我們一直被蒙在鼓裡，誤以為壞糖能讓人感到幸福愉悦，看不清真相。

事實上，我們第一次攝取壞糖的時候，並不會有那種不可思議的興奮、愉快感受，大家可能沒有印象，因為那時候我們都還只是個躺在搖籃裡的小嬰兒。

很有可能在我們出生之前，就已經掉入壞糖的陷阱。因為母親在懷孕時攝取壞糖，我們在母親的肚子裡也跟著受到壞糖的影響。母親攝取壞糖後，嬰兒也會受到隨之而來的戒斷症狀影響：血糖值從「偽性高血糖」快速下降，導致飢餓感、焦躁不安、疲倦嗜睡等症狀。我們並不會意識到這些，然而，戒斷症狀可能影響胎兒踢

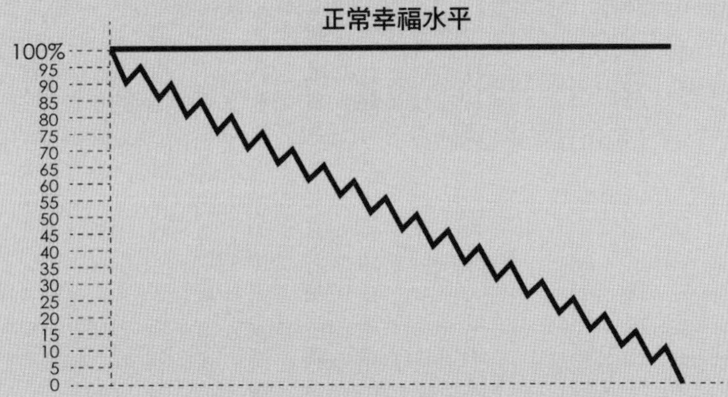

腳的頻率、出生之後的嬰兒哭聲大小，以及煩躁不安的情況增加，導致嬰兒哭鬧，吵著要更多食物。如圖所示，無論是出生前還是出生後，我們開始攝取「壞糖」之前，正常的幸福水平（level of wellbeing）都是從一百%開始，一旦開始攝取壞糖就降到了九十%。

當我們再次攝取，幸福水平不會再回到一百%，最多只會上升到九十五%。一旦我們身體自然的飢餓機制被打亂了，繼續攝取壞糖只會讓情況越來越糟，幸福水平再也無法回到一百%。看似好像變得更好，但其實我們只是回到了攝取壞糖之前的狀態，稍微擺脫了壞糖戒斷反應的不適感而已，因而產生惡性循環。

沒過多久，戒斷症狀再次出現，飢餓感、焦躁不安、疲倦嗜睡等症狀讓我們的幸福水平降到了八十五%。每一次血糖劇烈波動都讓幸福水平變得更低。然而，再次攝取壞糖，戒斷症狀得到緩解，會感覺舒服一些，但這次幸福水平只會回到九十%。食糖後的興奮感不可能再回到原先的高點。無論幸福水平變得多低，我們居然還傻傻地感激含糖食物讓我們心情愉悅、快樂！

事實上，生理依賴（小怪獸）非常微妙又難以察覺。父母都沒有注意到，數十萬的嬰兒一出生就已經壞糖上癮。往後的生活中，我們試著擺脫壞糖而產生的不適感，並不是生理因素造成，而是受心理上的剝奪感所致。大家有看出來這種「假性興奮感」是如何讓我們深信壞糖是無害的，甚至還認為含有壞糖的食物有助於紓壓？受到食品業者廣告與行銷手法的影響，再加上社會大眾對壞糖的益處有諸多誤解，難怪大家都難逃壞糖的陷阱，逐漸被（大魔王）洗腦，想要擺脫心理依賴的時候就顯得特別痛苦。一旦你瞭解到自己是如何受壞糖愚弄，你就更容易擺脫壞糖、重獲自由，更重要的是還能夠長久維持，並樂在其中。

不過，你並不像站在豬籠草的囊口上待宰的昆蟲，沒有任何生理需求迫使你去吃壞糖。成癮的陷阱完全就是心理依賴在作祟。換個角度來看成癮陷阱，就像是被困在監獄裡，但自己同時也是看守監獄的獄卒，這是個極大的漏洞，意味著只要你理解成癮陷阱的運作法則，並按照證實有效的方法執行，就有機會逃出陷阱，重獲自由。

既然大腦都能被矇騙，我們因此相信自己所吃的含糖食物能讓人感到愉悅和慰藉，那是不是真的又有什麼關係？

很多人都有這種誤解，尤其是壞糖讓人感到愉悅和慰藉的迷思，消磨了我們戒除糖上癮的決心。若你很滿意自己的飲食習慣，你就不會閱讀本書。當心中的大魔王不斷說服你壞糖能使你快樂，但你內心深處知道其實事實恰恰相反。雙方互相拉鋸，好似精神分裂，唯有改正長時間受到洗腦的觀念，殺掉大魔王，才有可能贏得這場內心拉鋸。

雖然大腦會被矇騙，認為一切都沒事，但事實恰恰相反，你是在拿自己的健康開玩笑，不只賠上健康，還可能伴隨著龐大的醫藥費，過著沒有尊嚴的生活，更談不上幸福快樂。你還要用鴕鳥心態來面對嗎？

有什麼阻礙？

讓幸福水平不再下降的方法不僅僅是停止吃「壞糖」，還要終止長期被灌輸的錯誤觀念。以下兩個迷思是擺脫糖上癮的一大阻礙：1. 精製糖類、澱粉類或加工過的碳水化合物可以讓人感到快樂，得到精神慰藉。2. 戒掉糖上癮難如登天。

你現在應該已經瞭解，「壞糖」所帶來的快樂只不過是大腦的錯覺。因為它短暫地緩解血糖過低帶來的不適感，而你會血糖過低，也是因為之前吃了壞糖所致。理解並接受事實，這一點確實非常重要。若你還是繼續堅持壞糖能夠帶給你快樂，失去它就會感覺到被剝奪。害怕人生沒有甜食，就毫無樂趣可言。然而，事情完全不是你想的這樣，實際上你力行「無壞糖飲食」後，會變得比想像中更快樂、更健康。但若你一直將自己困在陷阱裡，不願走出來，就看不到未曾見過的美好風景。

關於第二個迷思，戒掉糖上癮難如登天，也是大家根深蒂固的想法，因為我們一直以來都相信自己多少有吃甜食、澱粉類或加工過的碳水化合物的需求或欲望，要放棄這些食物需要很有意志力。隨著你一次又一次靠意志力節食減肥失敗，這種觀念也隨之加深。儘管用盡了意志力，最終仍是以失敗收場。但你現在知道了，這並不是你的問題，而是用錯了方法。任何要仰賴意志力的方法注定失敗。

更清楚地說：**你並不是要「放棄」任何東西，而是要讓自己遠離疾病！**飲食中沒有了糖，你會有意想不到的收穫，會變得更健康、更快樂。大家可能有在派對中吃下含有很多壞糖食物的經驗。參加派對為什麼會讓你感到開心？是因為那些食物嗎？還是因為朋友的陪伴、有趣的談話，才讓你留下了這麼美好又愉快的回憶？

拋開食物不論，你還對當時的情境和氛圍印象深刻，享受其中。一旦派對同時沒有了朋友的陪伴和食物，就毫無樂趣可言。並不是要你不吃不喝，而是希望你能享受「真的」食物。不吃含糖食物之後，未來你享受食物的樂趣只增不減。不只如此，吃甜食的罪惡感、懊悔不安和自我厭惡從此消失，真的值得你一試！

假如你有按照第二項指示，抱著開放的心態看待這些論點，你將從中看到事實真相。該是時候好好處理心中的大魔王，抹去那些受到洗腦而讓你無止盡渴望壞糖的錯誤心態。

本章概要

- 成癮：一％是生理因素，九十九％是心理因素。
- 成癮者總是向造成問題的成癮物質尋求慰藉。
- 不是食物本身療癒了你的心，而是因為渴望食物的心獲得緩解。
- 每一次食糖後的「幸福感」會一次比一次低。
- 「甜食帶給人快樂」和「戒糖無比困難」這兩個迷思讓你怯步，不敢戒糖。

第五章

戒糖的第一步

本章涵蓋

‧心境轉變‧長久之計

‧內心拉鋸‧看清事情真實的樣貌

‧糖的真相

擺脫「甜蜜」陷阱的旅程已經展開。我們現在要做的就是抹去那些讓你無止盡渴望「壞糖」的錯誤心態。

幾乎每一個人一開始閱讀本書，都急著想知道到底是什麼神奇的治癒方法，其中又有什麼奧祕，為什麼不在第一章就趕快講清楚。現在大家應該已經知道上述那段話中的兩個謬誤：1.不神祕。2.不神奇。

輕鬆戒糖法運用無可質疑的邏輯，轉變你長期受洗腦的思維，從此恍然大悟，取而代之的是更理性的理解，讓你徹底對壞糖毫無欲望。

如此理解就如開啟監獄大門的關鍵，但其門鎖又類似複雜難解的保險箱轉盤鎖。你必須理解並用上每一道指示，才有可能順利打開。

前面已經提過三項指示：

1. **嚴格遵照指示。**
2. **抱持開放的心態。**
3. **抱著興高采烈的心情開始實踐書中所提出的方法。**

目前為止，你已經朝自由邁出了第一步，但還是請保持耐心。戒糖的關鍵並不單單只在第一章或最後一章，也不在任何一個獨立的章節，所有章節結合在一起才會起作用。若你想成功逃離陷阱，且絕不走回頭路，務必將整本書徹底融會貫通。

危險無處不在

成癮者就如同踩到了捕人陷阱（mantrap）。他們想要擺脫陷阱有兩大重點：第一，成癮者自己有心、強烈渴望逃脫。第二，用正確的方法，照著輕鬆戒糖法的指示一步步開鎖。但是，陷阱和危險還是無處不在，一旦解脫了，我們還是要確保不會再次落入陷阱。

根治成癮的解決方法

糖分能夠帶給人快樂和慰藉這種想法已經深植大家心中，短時間之內難以抹滅。無論是哪一種成癮（酒癮、菸癮、賭博癮），成癮者通常沒有徹底消除對成癮物質的欲望，只單獨靠意志力戒除，這樣的方式並無法持久，頻繁地復發而導致治療效果不彰。

嘗試節食的人就是如此，一開始充滿期望和熱情，看到各種節食的資訊，激起了你想用節食快速減肥的決心。但熱情很快就消退了，漸漸抵不過「喜愛的食物」的誘惑，內心的欲望從未消失，一不小心又佔了上風。

只要對成癮物質的欲望一直存在，你將再次被拉進深淵，不管你怎麼試著逃離，終將失敗。

那該如何消除欲望？只要說壞糖有害健康，你就會自己領悟了嗎？如果這個方法真的有效，那我們早在小時候就已經戒糖了。雖然很多人警告我們糖分有害健康，他們卻同時把它當成獎勵，大多數人小時候就知道，糖對身體不好並不是什麼祕密。

輕鬆戒糖法並不會用這種嚇唬人的方式，大家都已經知道糖可能會造成的疾病：肥胖、第二型糖尿病和心臟病，更不用說最基本的蛀牙。若這種資訊能夠嚇阻你，那就不需要這本書了。香菸外盒都已經標示「吸菸有害健康」等警語，然而，儘管充分意識到危險，仍有數百萬人繼續吸菸。

利用嚇人的警語治療成癮，這種方式通常起不了作用。本書的目的是要讓你永遠不用再做糖癮的奴隸，為此，必須先解決洗腦的問題，打破一直以來深信不疑的想法，儘管糖會對健康造成很大的風險，為什麼壞糖還是如此有吸引力，讓大家為之瘋狂？

內心拉鋸

所有成癮者時常陷入抉擇，心中進行一場場勢均力敵的拉鋸戰。重複矛盾地想著：「我知道這東西會要了我的命，但沒有它我活不下去呀！」或是「我瞭解這個食物有害健康，但人生就是要及時享樂，想吃什麼就吃什麼。」

一邊是心中的天使，在耳邊悄悄告訴你香菸、酒或壞糖會毀了你的健康，讓你一輩子成為它們的奴隸，下場悲慘。另一邊的惡魔則不斷說服你，香菸、酒或壞糖提供舒適、享受，是人生一大樂事，沒有了它們人生還有什麼意義。成癮者花了好多時間在這矛盾心理上拉鋸，根本沒有做出決定，也沒時間好好享受。若能贏得這場內心拉鋸，不再受困其中，他們的人生將會更美好。

值得慶幸的是，當你瞭解到其中一邊是事實（吃壞糖對人體有害無益），而另一邊只是個錯誤迷思（糖帶給人快樂和慰藉）。只要打破既有的迷思和觀念，戒糖就會變得容易一些。

你身邊應該有某些人總能不為所動，毫無猶豫地拒絕了別人遞來的餅乾，內心一點也不掙扎，拒絕甜食對他們來說輕而易舉。然而，對我們這種常常忍不住吃了一塊餅乾，甚至一不小心就吃完一整包的人，完全無法理解為什麼有人能抵擋甜食的誘惑？

因為內心一直存在著欲望，所以東西拿到你面前時，你才會抵擋不住誘惑。你和他們最根本的不同就是內心是否有欲望。吃不吃餅乾並不是因為你控制不住自己的欲望，但他們控制得了。而是因為他們根本完全沒有一丁點想吃甜食的欲望。

他們的內心也同樣有過拉鋸，他們也跟我們一樣生活在食品業者的宣傳行銷手法之下，也曾想過糖分或許是快樂的來源，但他們同時也知道糖有害健康，而且會帶來悲慘的後果。因為他們沒有糖上癮，所以輕輕鬆鬆就贏了這場內心的拉鋸。雖然現在你還很難相信有一天自己有可能透過理性的方式消除欲望，但很快地你也會成為他們的一員。

輕鬆戒糖法不需要依靠意志力來征服欲望，你的欲望會全然消除。

這非常重要。若你對壞糖一直存有欲望，戒糖的被剝奪感就會特別強烈，也不得不用意志力與之對抗。一旦依賴意志力，接下來的人生都不能沒有它了，意志力壓抑某種欲望的時間越長，所能發揮的效果越低，再次落入陷阱的風險非常高。

看清事實

非成癮者是如何看待成癮者。一旦你戒掉糖上癮了，他們又會如何想。讓我們先思考一下另一種成癮：海洛因成癮。我們常聽到毒癮者被毒品戕害一生，因此人人避之唯恐不及。家長更是害怕孩子接觸到毒品，毒癮者就像絕望、病態的「瘟神」一般，完全破壞了自己的人際關係，甚至可能因為缺錢買毒而下手行搶。

吸毒成癮的害處顯而易見，大家都清楚毒癮者是如何踏入成癮的陷阱，每一次吸食毒品都讓這條吸毒的神經迴路更加強大，越陷越深。若你能看出毒品成癮的運作以及毒癮者所犯的錯誤，你就已經離解決自身問題的那一天不遠了。不過或許你沒發現，你實際上也跟海洛因毒癮者身處同一個陷阱中，只是症狀沒有如此劇烈悲慘。但還是要留心，「壞糖」所造成的死亡率甚至比海洛因成癮更高。你對「壞糖」的欲望完全等同於毒癮者對毒品的渴望。

「壞糖」不是你的解藥，而是悲慘的源頭。

徹底改變我們腦中的錯覺至關重要。與其將壞糖繼續當成讓人快樂的仙丹，不如好好看清真相。等你將這整本書看完，心態將全然改變，從此之後，只要見到含糖食物、澱粉類或加工過的碳水化合物，你不會因為吃不到而痛苦，反而會欣喜萬分，因為……**你一點也不會想吃那些食物。**

糖的真相

精製糖可說是「無益碳水化合物」，只空有卡路里，沒有提供任何營養價值，如：維生素、礦物質和纖維。說得更明白一些，因為單純只有卡路里，沒有纖維能夠幫助降低消化速度，葡萄糖很快地被吸收進入血液。

劇烈血糖波動容易引起的血糖飆升，也會使胰島素劇烈上升。胰島素是一種荷爾蒙，能將血管內的葡萄糖帶入細胞儲存能量，並調節血糖。由胰腺所分泌，在身體中扮演重要的角色。若長期產生血糖飆升和劇降的惡性循環，會傷害到動脈內皮，造成細胞抗拒胰島素，無法接收到足夠的葡萄糖，這就是典型的第二型糖尿病。

不只是結晶或粉末狀的精製糖會產生這種後果。壞糖也大量存在於我們平常吃的食物中，大家當然要先瞭解是哪些食物。有些人應該聽過，運動前吃麵包、麵食等高醣類食物可作為運動時的能量來源。麵食、米飯、麵包等食物都是無益碳水化合物，並無法提供身體需要的營養，只會令血糖飆升，從而也令胰島素飆升，繼而導致能量快速消耗，血糖急劇下降到低於空腹血糖的水平。身體的能量最好是從自然的食物（例如蔬菜水果）中獲得，裡頭就包含了你需要的碳水化合物，而且養分是緩慢地被吸收進入血液，同時還有許多其他豐富的營養成分。

大多數糖上癮者並不在乎有沒有營養價值，他們只覺得有營養的食物都不好吃，但大家有想過糖的真正滋味又是如何呢？將手指沾一點糖，嚐嚐看它的滋味。你會感受到舌頭上的甜味，但那是糖真正的味道嗎？

仔細想想麵食和米飯等含糖食物的味道，是不是其實沒有什麼味道，你會單吃一碗毫無任何調味的麵條或白飯嗎？不會吧！你至少會先添加一些鹽巴調味以刺激味蕾，還會淋上些許醬料增添風味。醬料含有哪些成分？番茄和香料，這些額外的添加物才是你覺得食物吃起來美味的原因。

蛋糕和餅乾呢？食品業者當然希望產品能更有味道，才能賣得更好，所以他們添加許多果醬、堅果或是人工水果甜味劑。餅乾或蛋糕如果沒有這些添加物，顯得淡而無味、難以入口，需要配著飲料才勉強吞得下去。

這一點特別值得注意，含有好糖的食物不需要過度加工，也不用其他添加物就很美味。幾乎所有水果都符合這個條件：蘋果、橘子、藍莓、葡萄、甜瓜、黑醋栗、覆盆子、草莓、桃子、香蕉、鳳梨、桃子、櫻桃、酪梨、番茄等。蔬菜也不例外：胡蘿蔔、美生菜、芹菜、胡椒、黃瓜、芹菜、小胡瓜、茴香、豌豆、洋蔥、香草、青豆等。

若有哪一種水果需要特別烹調或是額外添加糖才可口，或許這就不是我們應該吃的食物。自然的苦味或酸味或許是自然界的警告，要我們避開它。若含糖食物本身沒有味道，而且還不甚美味更不吸引人，我們的生物本能應該會認為這個食物是危險的。

雖然說馬鈴薯是天然的食物，但我們通常是吃它的原味，還是經烹調的美味料理？我們絕對不會吃生的馬鈴薯，一定會經過烹煮，通常還會添加奶油或其他油類。是自然界試著透露些什麼嗎？那麵食呢？我們一般不會單吃白麵條或未經調味的義大利麵，多少會加一些鹽巴，再混入些許奶油和醬料。米飯也是，麵包更不用說了吧？雖然還是有標榜無添加奶油或其他不必要成分的麵包，但非常少見，對吧？所以，要讓含有壞糖的食物變得美味可口，就必須經過調味，加上油類、蔬菜、水果或堅果。為什麼我們不直接吃蔬菜、水果和堅果就好？

壞糖成癮者還有另一個誤解，認為壞糖既便宜又方便取得。趕路的時候只要走進隨處可見的麵包甜點店，隨手抓一個麵包，幾個銅板就能填飽肚子。隨手可得變成了成癮者購買麵包糕點的藉口，讓自己看似無辜，好似逼不得已。

一次買兩盒巧克力棒有打折？你會想說那一次買兩盒比較划算，反正一盒可以留著之後吃。但總是一盒接著一盒，一下就吃完了，然後又對自己貪吃的行為感到懊悔又羞愧。這又是食品業者的另一個小伎倆。

食品業者根本不在乎你方不方便，他們只期望你能購買更多含有壞糖的食品！

下一次肚子餓的時候，別急著買麵包吃，先問自己：「我是真的肚子餓嗎？還是受玻璃櫥窗內展示的麵包所誘惑，禁不起誘人的外觀與香味？」麵包糕點只空有卡路里，營養價值非常低。若是真的感到飢餓，一顆蘋果或一根香蕉就能滿足你了，甚至提供必要的營養素。1. 水果比麵包糕點便宜。2. 水果比麵包糕點方便。3. 水果有益身體健康。

水果才是真正便利的食物，它是大自然送給我們最好的禮物，吃完剩下的外皮或果仁也可以完全分解，回歸於大自然。垃圾食物則不然，超級市場常促銷各式各樣含有壞糖的食品（由馬鈴薯製成的零食、即食食品、現成醬料等等），看似特別便宜。但只要仔細思考一下其中的營養價值，你會發現自己是用極高的價錢買一些幾乎沒有營養價值的食物，非常不划算！接下來我們將看看錯誤觀念如何在我們的腦海裡根深蒂固。

本章概要

- 根除對壞糖的欲望，才有辦法永久擺脫糖上癮。
- 面對事實真相，贏得內心的拉鋸戰。
- 糖上癮者和海洛因毒癮者身處同一個成癮陷阱之中。
- 看到壞糖的真面目，趕緊根除欲望。

第六章

奇妙的人體機制

本章涵蓋

- 以訛傳訛・自豪與高興
- 人類的智能・人體機制的缺陷
- 第四項指示

人類已經在各個領域做出許多偉大的成就，但在大自然的力量面前總顯得渺小。也許我們該為廣告業者感到驕傲，畢竟，這是人類資訊傳播能力最好的證明。廣告宣傳活動的想像力、創造力、設計和執行能力都是人類奇妙的智力的呈現，凸顯了人類和其他生物的不同。然而，廣告也被用來散播金錢、政治利益的錯誤資訊，長期下來大家也信以為真。廣告雖然是人類智能的展現，同時也是人類一大弱點。

廣告業者多年來傳遞許多有關糖的錯誤資訊，用了一些小技巧對我們洗腦，使大家深信糖會豐富我們的生活，是我們不可或缺的良伴。然而，廣告業者並非唯一的罪魁禍首，就連我們最親近的父母也不知不覺成了洗腦的共犯。

只要我們表現好，父母就以糖果餅乾當作獎勵，而非告誡我們不要接觸甜食。醫學界對於糖的危害性也有諸多論點，許多資訊相互矛盾，直到最近，仍有藥物添加大量壞糖。某些案例中，醫學界仍建議第二型糖尿病患者每一餐都要攝取澱粉類食物，這就如同火上加油，使症狀更加嚴重。製藥業靠著「藥物」賺錢，許多慢性病患者需要終生服藥。「壞糖」產業不斷販售甜蜜的毒藥，連醫學界也是推手之一！

近年來全世界罹患第二型糖尿病的人數劇增，我們不只要降低糖尿病患病率，患者尚需藉由不吃壞糖，以控制糖尿病的症狀惡化以及預防產生併發症。不攝取壞糖對患者有益無害；對衛生福利部也沒有任何壞處，影響甚鉅的是製藥產業和壞糖產業！

廣告業者當然希望我們上鉤，如此一來他們就有利可圖。但即使是為你好而給你建議的那些人，他們提供的資訊也不見得可信。因為他們也有可能是從別人那裡聽來的，大家都是門外漢的情況下，難免造成以訛傳訛的現象發生。

值得自豪與高興

若車子出了問題，你會找誰諮詢：酒吧裡隨便一個男子，還是汽車製造商？汽車是人類偉大的設計之一，其中精密複雜的機械令人欽佩。汽車一次有許多功能同時運作，將汽缸中的混合汽給予壓縮，點火燃燒後氣體膨脹將活塞推動，成為汽車動力。這一切都在引擎蓋下轟烈地進行著，而你坐在車子內，只感覺平穩舒適。

大多數人並不在意汽車到底是如何運作，只要車子能正常運作，發揮它應有的效用就好。我們為車輛加了正確的燃料，並給專業的車廠定期檢驗和保養，以維持它的正常運作。特別是引擎問題，引擎是一輛車的核心，若是隨便聽信非專業的建議，將造成不堪設想的後果：**車子故障！**

對某些人來說，汽車是人類一大發明，是非常值得自豪與歡欣鼓舞的事。但其實人體本身就是一個更為複雜精巧的機制。

人體與汽車有許多相似之處：兩者都有特別的運作機制；兩者都需要燃料和氣體，用以產生動力、維持運作；不僅如此，最重要的是兩者都必須好好維護。不過汽車和人體相比，兩者的精密程度就如同舊式打字機和新型筆記型電腦般天差地遠，汽車還略遜一籌呢！

你可能沒有意識到，人體的運作是多麼複雜精密，多個系統可同時發揮作用，又完美協調。心臟可算是循環系統中樞，心臟的脈動將血液傳送至身體各角落。肺臟將呼進體內的氣體透過氣體交換機制，一方面將二氧化碳排出體外，一方面又將氧氣滲入血管。消化系統則是進行吸收食物中的營養物質，並傳送到身體需要的部位。免疫系統則負責對抗病毒或細菌的感染，並修復傷口。

所有身體機能皆同時運作，並在多數情況下順利進行，不會遭遇任何阻礙。而你通常不需要做任何努力去特別控制，所以你視這一切為理所當然。多年來身體就是如此自然地運作，我們不用知道這些複雜的機制是如何進行，只要提供燃料與適當的照顧就好。

不過，人體和汽車還是有一個非常大的不同：人類發明了汽車，所以人類可以說是車輛的主宰者。沒有任何人比汽車製造業者更瞭解車子的運作。若車輛出了任何問題，諮詢專業車廠或參考使用說明書準沒錯。

而身體並非人類創造或發明，它絕對比任何人造機械更加精巧繁複，也更加珍貴。既然人類不是身體的創造者，那為什麼我們要聽信關於如何保持良好身體運作的謠言？

最常聽到的答案：「因為我們沒有任何身體的使用手冊啊！」看似沒有一個準則，但事實上人體運作有其自然法則。

無論你是否相信，創造人體那巧妙的力量，同時也賦予了我們不可思議的本能，使我們遠在現代醫學、微波爐和營養師出現之前，就能存活下來，並成為地球上的優勢物種。沒有人告訴我們的祖先應該控制熱量，或是要多攝取維生素。自然法則早已告訴他們身體需要什麼樣的燃料，而什麼需要避免。

人類的智能

第二項指示提到抱持著開放的心態。因為人類身為智能生物，我們時常無視於本能，更習慣仰賴人類的智能與智慧，所以抱持著開放的心態特別重要，才不會一不小心就落入成見的窠臼。

若你要把所有財產當賭注，壓在一場足球比賽的結果上，但你只能尋求這兩種人的建議：一種是地球上最聰明的人，預測一百場球賽的結果，達到七十五%的準確度。另一種是不識字的鄉下人，預測一百萬場球賽，每一次的結果都正確。你會相信他們之中的哪一個人？

因為我們不瞭解本能直覺，所以我們只當它是胡亂的臆測。然而，本能直覺絕不只是胡亂的臆測，它是人類三百萬年來不斷嘗試與犯錯後所學習到的結果。這也是為什麼野生動物覓食或餵養下一代的時候，不至於吃到任何有害的食物。

人類的智能超越本能，造就了我們和其他動物的不同，成為了主宰，所以我們理所當然地認為智能是指引人類的一盞明燈。不過，也有許多人類過度依賴智能，以至於聰明反被聰明誤，舉三個例子：戰爭、污染和種族屠殺。很明顯地，智能不一定每次都能讓人類往更好的方向前進。

醫學研究提出了許多震驚世界的發現，包括減緩疾病的方法，甚至移植或重建人體器官。但也因而引發前所未有的問題。這讓我想起了作家約翰・史坦貝克的經典小說《人鼠之間》（*Of Mice and Men*），其中的一個角色雷尼差點溺死，還好喬治救了他一命，雷尼非常感謝，但他居然忘了當初是喬治推他下去的！

人類與生俱來堅強的生命力，現代醫學並不會讓人類變得更強大，反而變得更脆弱。

水桶

無論是頭痛、消化不良、便祕、腹瀉，我們總認為這些身體的小病痛是正常現象。若不是太嚴重，吃個止痛藥，症狀就會逐漸緩解。但稍微緩解一陣子後又再次發作，我們就又當作是人難免會有的小病痛而置之不理。

我們會試著替日常生活中其他問題尋找確切原因，並從根本解決問題。以屋頂漏水為例，你有兩種選擇：用水桶接天花板漏水，或是修補屋頂漏洞，就不會再漏水了。水桶或許是個快速便利的方法，不過，家裡不可能永遠放著不甚美觀的水桶吧？若全家去度假，誰負責倒水呢？

你因為身體的疼痛去看醫生，醫生卻只開給你緩解疼痛的藥物，這種解決問題的方式就有如放水桶接漏水般，並無法解決問題，難道你希望一輩子都靠藥物控制嗎？美國算是現代醫學的先鋒，有一半的人口每個月都服用大量處方藥。現代醫學顯然是治標不治本。

很多人都有消化不良的症狀，時常飽受困擾與折磨。消化不良令人不適，不管用什麼方法，你只希望疼痛趕快消退。然而，疼痛是身體發出的警訊，說明身體出了狀況。此時你有三種選擇：第一，吃止痛藥。第二，服用能緩解消化不良的偏方藥物。第三，尋找消化不良的根本原因，並徹底解決。

我們再回到前面提過的汽車油燈問題。油燈有警示作用，表示有立即性的狀況需要處理。就如疼痛般，不斷地糾纏你，直到你有所作為方才罷休。若油燈異常地不斷亮起，你有這三種方法能讓它熄滅：第一，拔掉燈泡。第二，不斷加入汽油。第三，找出油燈異常亮起的原因。

第一個選項當然可以讓煩人的油燈熄滅，但長期下來引擎會因為潤滑不良導致受損動力衰退或無法發動。第二個選項也能暫時讓油燈熄滅，但很快油燈又會再度亮起。因此，第三個選項才有辦法從根本解決問題。

若將此道理應用在消化不良的症狀，可以說醫生通常只能提供第一和第二個選項。現代醫學著重於處理症狀，而非尋找根本原因。製藥公司藉由販賣止痛藥或其他成藥而賺大錢，但其實那些疾病是由不良的飲食習慣所引起，只要改變飲食習慣，根本毋須依賴藥物。然而，越來越多人過度仰賴藥物，身體的自癒能力與防禦機能因此下降，起因於不健康的飲食習慣造成了永久性傷害。

若你持續服用消化不良的藥物，你將永遠不可能根治，依然繼續吃錯食物。真正的解決方法是找出哪種食物使你消化不良，並且不再食用。導致這類症狀的食物大多是含有令人上癮的壞糖。一旦完全避免攝取壞糖，自然能擺脫糖上癮，還能輕鬆自在地享受健康的無糖生活。

自然的警示

消化不良、便秘、腹瀉、頭痛等症狀都是自然法則給我們的警訊，但我們總是用一些坊間流傳的「神奇藥物」，干擾神經系統傳輸疼痛的神經訊號，這種消除疼痛的方式猶如拔除汽車油燈的燈泡。嘔吐或咳嗽等症狀也是身體一種自然的保護機能，藉此排出胃或肺部的異物。憑藉藥物暫時舒緩症狀，長久下來將阻擋身體的自癒能力。

許多醫生處方的藥物也只是讓情況變得更糟。煩寧（Valium）和利眠寧（Librium）等藥物已被證實有非常多副作用，而且對病情沒有太大幫助。藥物是由醫生控制施用劑量的毒藥，身體會自然反抗毒藥，產生免疫。如此一來，為了戰勝身體的自然反應，需要越來越高劑量的藥物，直到不再有任何影響。病人原本的問題不但沒有解決，還因此造成止痛藥上癮。

身體的免疫系統本身就有了自我保護、抵禦疾病的能力，藥物反而破壞了免疫系統。野生動物幾乎很少死於疾病，若真的有，也是因為受到人類污染所致。牠們也不會長期服用形同慢性自殺的藥物。只有智能特別高的人類常死於與生活方式有關的疾病，自以為聰明，以為人類有辦法對抗自然，最終只會落得遭到大自然反撲的下場。

人體機制的缺陷

人類擁有奇妙的身體機制，不過仍有些缺陷，造成數不清的悲慘後果。人類遭受許多大大小小病痛纏身，其他動物因為遵循著本能過生活，所以能免於病痛折磨。人類也有遵循本能生活的能力，但我們總是讓智能超越於本能之上。這就是人體機制的一大缺陷，智能是獨特的資產，卻是一把雙面刃，有可能毀掉我們。自然賦予人類其他動物所沒有的能力，我們卻濫用它，甚至誤以為我們能靠高度的智慧和無比的意志戰勝自然。我們的智能和本能有所衝突時，就算所有證據都指向本能才是對的，我們還是很容易作出有理的論證來支持智能的行動。

我們常說嬰兒出生的那一刻是個奇蹟，為什麼會說是奇蹟？因為生命的繁衍超乎人類智能所及。人體機制有如此缺陷並不是我們的錯，只要我們不逃避，抱持開放的心態直視此缺陷，瞭解大自然是我們身體運作的主宰和權威，這個缺陷就不是個大問題。若要知道如何維持身體的最佳狀態，最好是遵循自然法則－本能。

第四項指示：無視任何違背自然法則的建議。

我們現在已經瞭解到自然法則的權威性，接下來要更進一步探討自然法則給我們的忠告。跟其他動物一樣，飲食遵循自然法則，你可以吃你喜愛的食物，無論何時吃、吃多少都沒有限制，仍能不費吹灰之力地保持良好健康狀態。

本章概要

- 人體絕對比汽車更為複雜精密。
- 人類發明了車子，但人體並不是由人類所設計。
- 自然法則是控制人體如何運作的權威。
- 相信智能超越本能將導致無比悲慘的後果。
- 無視任何違背自然法則的建議。

第七章

人類如何無視於自然法則

本章涵蓋

- 習得味道・為何我們總是忽略警訊
- 知道自己該信任誰・第五項指示
- 更進一步

雖然人難免想吃較不健康的次要食物，但是否要吃的決定權還是掌握在我們自己手中。

大家是否好奇為何小朋友常在參加完生日派對之後生病？派對上提供薯條、披薩、蛋糕、餅乾、糖果、含糖飲料等，小朋友在如此歡樂的情況下根本無法克制，不知不覺吃了過多含糖食物。但你是否想過，這可能是讓小朋友生病的原因之一？可以分成下列兩點來看：

1. 小孩子看到大量含糖食物擺在眼前，他們會無法控制地猛吃。
2. 小孩子吃完大量含糖食物之後，有時候會非常不舒服，甚至把食物全都吐了出來。

第一點證明了精製糖完全無益於身體健康。因為精製糖幾乎沒有任何身體需要的營養，身體一旦未攝取足夠的營養，便不會感到滿足，即使過度飲食，依舊會想要繼續吃下去。稍後會進一步探討飢餓相關的問題。

第二點則證明了人體機制的精妙之處。人體察覺有毒物質的進入，自然會以各種方法快速將之排出體外。大家應該都有過嘔吐的經驗，身體用一種非常激烈的自然本能將有毒物質排出體外，一直吐個不停，直到清空體內的有毒物質為止，以減少對身體的損害。儘管嘔吐非常難受又不舒服到極點，但這種本能機制卻是可以救命的！

那麼，為什麼吃了壞糖容易生病？這就要講到人體機制的另一個奇妙之處。身體對於我們所吃的食物有很強的適應力，也具有超乎想像的復原力，遠遠超越汽車。假如汽油車錯加成柴油，可能傷害引擎的內部結構造成故障無法發動，還必須花大錢維修。但我們若吃錯了食物，身體會盡可能地修復，將傷害降到最低，甚至還有可能發展出對該有毒物質的免疫力。

這是人體獨特的性質之一，但我們不應該視為理所當然，甚至是濫用這種能力。人體受衝擊後復原的能力並非毫無缺點，即使表面上看不出任何異狀，但身體內部已經出現了很嚴重的問題，久而久之就會演變成各種疾病。因為身體有復原力，再加上食品業者的洗腦，讓我們深信無論吃什麼、吃多少都沒有關係，因此更不可能會去思考我們所吃的食物到底有沒有問題。然而，全世界肥胖、糖尿病、心臟病和其他疾病的病患劇增，證明了我們現在所認為沒有問題的飲食方式其實錯得離譜。

人類天生喜愛的食物味道

人體對食物的適應力也是一種生存本能。雖然自然法則為了確保人類特別喜愛對健康有益的食物，使這類食物的味道特別吸引我們，吃下這些食物身體也不會有任何不適。但無法保證這類食物永遠充足，所以還是要有替代方案，讓我們也對較沒營養的次要食物感興趣。我們最喜愛的食物稀少或缺乏時，還願意吃其他食物，不至於餓死。

為了因應糧食短缺的危機，人類祖先深知長期保存食物的重要性。人類作為地球上最聰明的物種，當然會盡可能想辦法保存食物，卻常常失敗。在不斷失敗的過程中，我們發現是細菌造成食物腐壞，若沒有馬上把食物吃掉，很快就被細菌污染了。

細菌和人類一樣都是自然法則的一部分。細菌喜愛的食物和我們差不多，也會和我們爭搶食物。所以人類祖先必須找到保存方法，譬如說烹煮、煙燻、鹽漬、冷凍、醃製、瓶裝密封、罐頭和精煉，以避免食物腐壞。這些方法確實能有效地避免食物遭到細菌污染，卻也讓食物原本最重要的營養成分消失殆盡。

如何用糖分來保存食物

糖分是非常有效的防腐劑，透過簡單的滲透作用，使食物脫水，防止食物被細菌污染而腐壞。不只如此，還能使細菌脫水，抑止食物中的病原菌生長。

以這種方式保存食物實屬必要，為了因應糧食短缺的問題，而衍生出一種人類求生的能力。水手因長期在海上航行，新鮮蔬果很難保存，只好出此下策，但他們也嚐到了嚴重的後果，這種保存方法會讓營養成分消失殆盡，水手因而患上軟骨病和壞血病等疾病。

以前的人並沒有如此困擾，隨著工業革命或工業化的影響，使鄉鎮人口往都市集中，都市人口越來越難以取得新鮮食物，在食物分配不均的情況下，加工食品需求與日劇增。在現代商業化社會，加工食品業蓬勃發展，沒有人逃得過加工食品的魔掌。

近年來我們越來越依賴正快速崛起的超級市場，超市販售各種冷凍食品，我們只要帶回家，不需要特別處理，就可以在冰箱冷凍存放一段時間。抑或是乾燥食品，也能存放在櫥櫃好幾個月，甚至是好幾年。很多人都說這些食物有其營養價值，對身體好，也有人說這些是人類生存的必要食物，我們選擇全盤相信。畢竟我們從小耳濡目染，父母也是如此教我們的，大家早已習以為常。

致命的愛

孩子的飲食大多是由父母決定，父母有責任為孩子的健康把關，但父母的資訊來源也不一定可靠。父母鼓勵小孩要多吃的食物，也有可能引起身體的不適。某些時候，如果小孩不願意吃，還會遭受父母責罵。無論小孩是否肚子餓，父母都會要求小孩把盤裡的食物吃光。大多數的父母都覺得他們有責任養成孩子的好習慣，希望小孩不挑食，認為成長需要更重要的營養，建構強壯健康的體魄，長大後能享受更多樣化、更營養的飲食。

小孩若不按照父母的飲食要求，會被認為是不聽話又難搞的小孩，但事實上他們也只是跟隨本能和自然法則。若父母允許孩子遵循本能的飲食方式，可省去之後很多麻煩。不用等到我們年紀漸長，肥胖問題和飲食失調症接踵而至的時候，才想要戒掉上癮許久的加工食物。

等到孩子有獨立思考的能力、可以決定自己的飲食的時候，他們早已垃圾食物成癮，更有著錯誤的飲食習慣。即使如此，千萬不要小看本能的力量，放一碗新鮮水果和一碗糖果在尚未受影響的小孩子面前，新鮮水果通常會先被吃光。

閱讀本書的父母不只有機會解決自己的飲食問題，還能確保孩子往後的人生免於疾病之苦。質疑從小到大受洗腦的錯誤觀念，順應本能的指示對待自己的身體、對待我們的小孩。

只有糧食短缺才需要選擇較為劣等的食物充飢，平常時候我們當然可以吃有益健康又好吃的食物。然而，無論糧食短缺或豐足，我們仍照樣吃劣等食物，還誤以為自己喜愛這些有害健康的食物，在無意中已經受到了制約。

每一個人對味道的感受都不盡相同。若詢問一群人對鵝肝醬的看法，有些人會認為吃起來很噁心，有些人則會覺得鵝肝醬非常高級且美味。為什麼同樣的食物會有如此兩極的評價？因為品味是受個人的經驗所影響，每個人的生活環境不同，後天習得品味的過程也會不同。

不管問任何一個義大利人什麼是最道地的義大利菜，他都會說他媽媽做的最好吃！即使不是義大利人應該也是如此。無論長大後吃到多頂級的料理，都比不上父母所做的簡單菜餚，為什麼大家會這樣想呢？

為什麼某些食物（例如巧克力）會比其他食物（例如鵝肝醬）更廣受歡迎？因為大多數人幾乎都受巧克力所制約，鵝肝醬則沒有那麼嚴重。真正好的食物不需要讓我們受制約，人類的本能自然會使我們體會到該食物的美味。

許多人堅信含糖食物美味可口，但這絕對是個錯覺，是受身邊環境的影響。你可能會堅持食物本身的味道令你喜愛，那麼，為什麼人的一輩子，個人口味喜好會隨著時間與經歷不斷地改變？

小時候只要吃到果凍和冰淇淋就能讓我們感到欣喜萬分。派對上大家吃完三明治、薯條和披薩，最後才會端出果凍或冰淇淋，就是個難得的享受。光看到果凍或冰淇淋就令小朋友興奮不已，總期待一輩子有吃不完的甜食。

然而，十八歲的青少年可就對果凍和冰淇淋沒那麼感興趣了，你送給青少年，他們還會覺得你把他們當成小孩。到了這個年紀，所認為的樂事已經和以前不同，對果凍或冰淇淋也不再有太大的欲望。但並不代表我們因此不受毒害，只是我們轉移目標，愛上酒精、咖啡或更為精緻迷人的甜點。若小孩子喝到酒，他們會噁心想吐。但到了十八歲，通常會試著壓抑酒後反胃的感覺。

習慣了有害食物的味道代表你無視警示燈的提醒。小孩子喝到酒的作嘔反應才是人類正常的本能反應。身體察覺到有毒物質，將吃下的有害食物排出，是自然的反射性動作。不過身體的適應力很強，警示訊號在持續食用同樣的有毒物質後，會變得毫無作用。

有一種理論，人只要吃任何一種食物十四次，就會習慣它的味道。但其實身體已經對有毒物質免疫，因而喪失本能的味覺，壓制原本應該要引起的作嘔反應。強迫身體適應的情況下，破壞了身體自我保護的能力。

為什麼如此聰明的人類會選擇這樣對待自己？因為我們聽信了外界各種錯誤資訊，或是既得利益者混淆視聽，我們被搞糊塗了，不知道自己本能直覺的感受是否為真。無論是劇烈頭痛、噁心想吐還是宿醉，我們還是忍著喝酒後的不適感繼續喝。

除了飲酒之外，大人必須敢吃各式各樣的食物。小孩子有挑食的權利，但大人挑食就容易為人詬病。所以我們逼迫自己喜歡各種食物的味道。譬如說，我們小時候對生蠔、藍紋奶酪、酒類、咖啡等食物反感，長大後卻努力去適應。

若沒有外界聲音的洗腦，我們就不用勉強自己吃那些食物，不只體會到順應本能的快樂，也不會攝取過多壞糖。為什麼呢？因為食品業者為了讓次要或劣等食物變得更加美味可口，特別加了許多糖。

人類天生喜愛自然帶甜味的食物，天然的糖分使人產生能量。食品業者則利用精製糖複製天然的甜味，自然也賦予人類適應次要食物的能力，在缺乏天然食物的狀況下不至於餓死。只要人類本能喜愛的食物充足，我們當然不需要再吃次要食物，但人類卻還是繼續吃。由於精製糖使人成癮，不知不覺中我們就已習慣次要食物的味道，並認為吃垃圾食物是再自然不過的事了。

第五項指示：改變飲食習慣。

大家應該會想，我們多年來深受洗腦，因此想要擺脫積習已久的飲食習慣應該難如登天，我們長時間對自然本能法則置之不理，會不會早已失去分辨食物好壞的能力？

不會！如前所述，身體有不可思議的適應力和恢復力，能使你走偏了的飲食習慣快速地回到正軌。你的本能並沒有消失不見，只是因為你的忽視而隱藏起來。只要按照本書的指示，隨即能恢復原本的狀態，不再輕易被洗腦。

不改正錯誤觀念，單靠意志力不可能徹底擺脫糖上癮。輕鬆戒糖法絕妙之處在於戒糖的過程簡單易行，而前提是要依照書中指示，一步步改變你的想法。就如同你練習「享受」任何食物的味道，只要多吃幾次就習慣了。你也能重新學習順應本能，並用心感受哪些食物有害，再次挖掘健康飲食的樂趣。

誰對誰洗腦？

人類可以在非常短的時間內改變對於某種食物的好惡。只要我們決定想要吃什麼食物，身體都會盡量適應與配合。因此改變的關鍵在於自己決定想吃什麼。

大家應該有想到一個非常重要的問題，我們到目前為止都按照指示，也抱著開放的心態讀這本書。但既然要抱持開放的心態，代表讀者必須同時質疑正反兩方的論點。在閱讀完本書且被我所提出的方法說服前，我希望讀者依舊保有思辨的能力，不要盲目地相信任何事物。質疑與思辨各種論點，才是通往真相的唯一道路。

而大家又如何確定輕鬆戒糖法不也是一種洗腦？或許這個方法就是要洗腦大家，說服所有人相信，你們目前自認為喜愛的食物其實並不好吃且有害身體健康，而哪些有益健康的食物才真正美味又可口？

本書若是真的能洗腦讀者，說服讀者愛上有益健康的食物，讓人越吃越健康，並從中享受飲食的樂趣，似乎就達到目的了。但這並不是輕鬆戒糖法的運作方式，而且這也會讓人產生錯覺。

請看仔細，下圖是什麼？將這本書稍微拿遠一點，你看到什麼？有些人先看到「好（Good）」才看到「惡（Evil）」；有些人則相反。先看到什麼並不重要，重點在於你看到兩者之後，理解事情的全貌，就不會受其中一方愚弄。

食品業者利用行銷手段進行洗腦，說服大眾含有壞糖的食物能帶給大家快樂。或許我們都感覺到壞糖會影響我們的生活，使我們常常身體不適、昏昏沉沉。但我們還是被說服了，甚至相信壞糖肯定有不為人知的好處，我們才忍不住一直想吃。若事實並非如此呢？想想毒癮的例子，假如是因為成癮，才忍不住想吃更多呢？

輕鬆戒糖法旨在讓讀者看到事情的另一個面向：壞糖對人體完全沒有任何幫助。輕鬆戒糖法不是要洗腦任何人，而是要釐清錯誤資訊，不讓錯誤觀念矇蔽真相。這本書反對洗腦！一旦你看清事物真相，就不再被假象和不實之言所矇蔽。

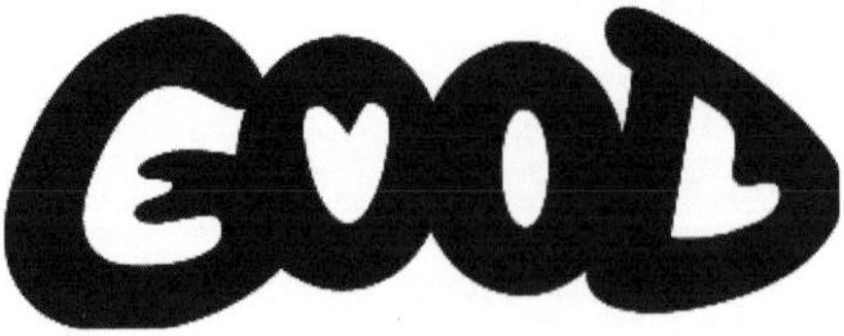

無稽之談

輕鬆戒糖法呈現出不容置喙的事實，讓人打破迷思、看清真相。舉例來說，從小到大身邊的人時常叮嚀，多吃肉補充蛋白質，才會長得高大健壯。或是多喝牛奶補充鈣質，維護骨骼和牙齒健康。我們一直以來對此深信不疑。

除了人類之外，還有許多居住在陸地上的哺乳類動物，大小和體型不一。有些吃肉，有些則不吃。大象是地表上最大的哺乳類動物，牠們一定要攝取很多蛋白質和鈣質，體型才如此之大，還有美麗的象牙，對吧？不過，大象根本不吃肉，長大後也沒有特別多喝奶。

我們可以依循飲食天性，攝取足夠的蛋白質、鈣質和其他營養物質，而毋須多吃肉類或牛奶。閱讀至此，自己所堅信的飲食觀念是否開始動搖。別害怕！吃素或是戒吃乳製品或許能讓身體更健康，但我沒有說你一定要這麼做。我們的目標主要是擺脫壞糖上癮，也希望你能深入思考自然法則的精神與真諦。

獅子、老虎、美洲豹、獵豹、公牛、狼、熊、犀牛等強而有力又靈活矯健的動物都有一個共同點：只在幼年期喝奶，長大後就不喝奶了，而且沒有吃「壞糖」。你能想像如果這些動物每天吃各種麵食、米飯、披薩、薯條、烤馬鈴薯、糖果或巧克力，牠們會變成什麼模樣？牠們還會如此健壯嗎？還是會因此變得動作遲緩，看起來病懨懨，容易罹患各種疾病？

大家應該會覺得餵食壞糖給那些行動敏捷的動物荒謬可笑，然而，我們人類一輩子吃那些食物傷害自己的身體，豈不更加荒唐？而更荒謬的是，我們用那些食物養育小孩，甚至還要孩子好好珍惜。

絕對不要因此自責，你只是受到矇蔽，認不清事情真相而做錯。就算走到了危險的峽谷邊緣，只要能及時清醒回頭，一切都還來得及！

人類本能喜愛的食物是最重要的指標。這些食物的味道不需要費盡心力適應，嚐第一口就能享受其中，無論吃了幾次依然美味可口。然而，從嬰幼兒時期開始，食品廣告的錯誤資訊已散播多年，建立起錯誤觀念，因而我們最原始的本能被矇蔽了。日益混淆的飲食觀，使我們腦中充斥顛倒是非之不實資訊，根本就無法跟隨內心的自然法則。

真切的進步

我們一直以來都認為由舊入新就算是進步，縱使過去幾百年來人類的飲食習慣和方式不斷推陳出新，卻不算進步，反而是嚴重退步。近年來才開始有一些質疑的聲音出現，抱持著開放的心態去思索壞糖對人體的傷害。幾個世紀以來，我們聽信食品業者的話，把合成或經過調味的加工食品當成是現代人類生活的進步。而現在我們了解這並不能提高生活品質。回歸自然法則，那才是真切的進步！你一開始閱讀本書，肯定很難想像自己有一天真的能吃真心喜愛的食物，即便吃多少都沒關係，還能不受「壞糖」拘束。不要懷疑，因為這應是再自然不過的事，九十九・九九%的動物都是如此生活著。

若還是有疑慮，請將這一個章節重新讀過。要產生最大最好的效果，絕對要先打開心房與接納各種觀念。消除成見，以前所相信的事物都可能只是迷思。領悟了這些事，擺脫長期以來困住你的錯誤觀念，生活將充滿無限的快樂和喜悅。

別忘了，本書的目標是要幫助你享受吃下的每一口食物。不再有被剝奪的難受，更毋須放棄任何事物，還能有不可思議的收穫。生活的一切將變得充滿期待與無限可能，無所畏懼地跟隨指示，一切將是如此輕而易舉。

本章概要

- 人體有反抗或排除有毒物質的能力，但在必要的情況下，身體也會逐漸習慣，產生耐受性。
- 自然法則為了確保人類缺乏本能喜愛的食物時還能夠生存，使人類能夠適應並習慣次要食物的味道。
- 人類看似能習慣各種食物的味道，但其實是逐漸喪失最原始的味覺，但找回本能並不難。
- 社會制約迫使人類習慣有毒物質的味道。
- 不讓自己受制於現在的口味與飲食習慣。
- 看清事情的全貌，才不會受任何一方矇騙。
- 絕對不要輕言放棄！

第八章

熱量的攝取和消耗

本章涵蓋

- 自我形象・為什麼變胖
- 運動減肥・為何飲食
- 如何滿足飢餓感

身體對於食物的攝取與消耗排出必須達到平衡。一旦壞糖進入身體系統，將很難達到平衡穩定的狀態。

人們特別喜歡以體重作為健康的判斷標準。如果身上多長了一點肉，我們就會站在鏡子前，想著該減重了。體重變成我們維持身形緊實的主要指標。於是訂定目標體重，努力嘗試各種方法，包括運動或節食，或者兩者結合，只為了再多減個幾公斤，以期達到理想的體重。

許多人認為，體重相較於體型的變化較容易在短時間內看出改變，因此我們將體重作為減肥效果的唯一指標。真是如此嗎？執著於體重計上的數字讓你每天悶悶不樂，但這真的有那麼重要嗎？實際上自身的感覺才是最實在的。其實理想體重因人而異，所以你怎麼知道目標體重應該是多少呢？

輕鬆戒癮中心會給病人做一項測試，而測試結果非常有趣。世界上跑最快的紀錄保持者尤塞恩．波特（Usain Bolt）是牙買加短跑運動員，大家猜猜看尤塞恩．波特的體重幾公斤？我們統計出來的結果，誤差範圍大約是二十三公斤。

要我們猜出尤塞恩．波特幾公斤，我們應該會聳聳肩說不知道。為什麼我們要知道？尤塞恩．波特的身體看起來隨時都保持最佳狀態，隨時準備迎接挑戰。若我們也維持著如此身體狀態，還需要在意體重嗎？

不要讓體重計來告訴你，要用眼睛看、用身體感覺，自己的狀態只有自己最清楚。只要你滿意鏡子裡自己的模樣，無論運動、工作或其他日常活動都可正常運作，不會動不動就胸悶、喘不過氣，這就是你最理想的身體狀態。你自己感覺得出來，毋須透過體重計一再確認。面對體重計上搖擺不定的指針，內心也跟著擔心不已，反而影響心情。拋開體重計上的數字，別受上頭數字的波動所束縛。為什麼你的快樂是由體重計決定？誰知道自己的目標體重該是多少？大家猜測尤塞恩．波特體重的誤差範圍都高達二十三公斤了！難道體重一直沒有減輕，你就喪失快樂的權利了嗎？

無論如何，本書的目標是要讓你擺脫「壞糖」。達成目標後還會有意想不到的附加效果，不只變得更健康，也擁有緊實的身體線條，不需要特別減肥就能維持在正常體重，你將對自己更有自信。

第六項指示：毋須設定任何目標體重。

為什麼體重會不斷增加？

很多人經常看著體重計上的數字，絕望地問自己這個問題。為什麼我們努力節食、運動，但體重還是默默地往上走？

答案其實很簡單：**熱量的攝取超過能量的消耗，體重就會上升。**也就是說，若熱量的攝取大於消耗，多餘的能量就會儲存起來變成脂肪，體重也會因此增加。有些人辯稱自己是因為內分泌疾病或新陳代謝緩慢才變胖，這些問題確實是會影響攝取及消耗的速度沒錯，但根本的原因仍是長期錯誤飲食或飲食過量所造成。

熱量的攝取與消耗必須大致相等。你必須調整兩者之一，或是同時改變，才能因此獲得平衡。

很多人都為了達到熱量平衡而節食和運動，應該所有人都嘗試過這兩種減肥方式，或至少試過其中一種。那你為何還需要閱讀本書？必然是因為這兩種方法有些問題和缺失，以致於無法達到效果。

燃燒卡路里

一直以來，大家都普遍認為造成肥胖的原因之一就是缺乏運動，肥胖的人給人的感覺比較懶惰。而運動員、舞者和其他從事激烈運動相關職業的人，他們幾乎不會有肥胖問題。但這也只是他們很努力控制體重的結果，並不代表他們對垃圾食物沒有欲望，如果他們不必受職業的拘束，當然也想大吃特吃。

隨著科技的發展，人們越來越熱衷運動，近年來盛行健身房運動風潮，無論是划船機、跑步機、室內飛輪、橢圓機或是其他設施都很受歡迎。但肥胖仍是全球一大嚴重問題。運動減肥有時只是個煙幕彈，容易成為吃更多垃圾食物的藉口。

運動有什麼效果?運動會燃燒卡路里，但也會讓人感到飢餓，所以有些人運動的多但吃得更多。再說，很多人總覺得運動如此辛苦，該給自己一些獎勵，吃點垃圾食物不為過吧！這根本無法解決肥胖問題，甚至還會更嚴重。

若是要藉由劇烈運動，才會有良好的身體狀況，那貓咪不就都過胖了？的確有些家貓因為日復一日接受飼主的錯誤餵食，而有過胖的傾向。但一般的貓咪通常都能輕鬆地跳上六呎高的圍牆，平穩地在高聳又狹窄的高牆上悠然漫步！有人看過路上的野貓身材走樣嗎？牠們並不會為了保持身材特別花時間運動，而是把精力保留在獵食或逃跑上，而其他時間幾乎是能不動就盡量不動，懶洋洋地趴臥在那。貓咪是如何維持身形，並確保熱量的攝取與消耗達到平衡呢？

特別澄清一下，我並非認為高運動量的生活習慣不好。若是純粹追求運動本身的快樂，打高爾夫球、網球、沿著風景秀麗的步道健走、以步行取代交通工具的旅遊等，如此享受運動的樂趣當然很好。若你能真心享受跑步機上的樂趣，請以這種心情繼續享受運動過程中的呼吸與心跳。但是，減肥不該是運動的唯一理由，否則容易徒勞無功，就如同你為了減少汽車油箱的重量而經常開車，本末倒置。

減少攝取量

攝取量也是我們格外重視的一環。若運動不是唯一解答，那就必須降低熱量的攝取。不過降低攝取量並不代表節食，節食多半是白費功夫。因為節食是過於激烈的減肥方式，會更嚴重地傷害身體機能，剝奪享受食物的樂趣，此外，更需要強大的意志力。當你節食減肥成功後，一想到在節食期間所做的犧牲，你就會不由自主地認為必須好好地補償自己。一旦結束節食，便馬上回復以往的飲食習慣，復胖的速度超乎想像，一切努力付諸流水。

這麼說來，節食和運動起不了作用，那什麼才有用？控制自己攝取的熱量才是維持理想體重和健康的唯一途徑，但控制熱量的攝取與節食的意義截然不同。享受美好事物不一定要經歷重重苦難與坎坷。只要吃對食物，就不必壓抑自己的口腹之欲。與其時時刻刻計算熱量的攝取，不如避免無益於身體的卡路里。

為何需要飲食

再問另一個簡單的問題：為什麼我們需要飲食？淺顯的答案當然是：「避免餓死。」

但這真的是你吃東西的原因嗎?每一次看著眼前的食物，有人真的會認為「我需要吃這些食物，不然就會餓死」嗎?

大家常說「我快餓昏了」或是「快要餓死了」這一類的話，但其實我們根本不知道餓死是什麼感覺。準備吃飯時，我們不會考慮到吃飯的原因，理所當然地認為時間到了就是要吃飯啊!

吃飯成為我們的例行公事，何時吃和如何吃都照著固定的規則進行。除此之外，獎勵也是影響飲食的因素之一。飯後點心似乎也成了大家的例行公事，或是藉此療癒自己一天的辛勞。

有時候我們吃美味的食物是為了讓自己暫時逃離現實。因為每天坐在桌前，似乎有做不完的工作，面對成堆文件與資料讓你感到厭煩與疲倦。你需要一些精神慰藉，隨手抓起了身旁的餅乾、糖果或巧克力棒，一不小心就吃太多了。

吸菸者也是同樣的情況，所以一再吸菸。吸菸者單純地認為香菸可以消除壓力，但實際上只是把香菸所引起的不安恢復到原本的狀態罷了。工作還是得繼續做完，問題依舊沒有解決。食物和香菸都不能作為逃避現實的藉口，總得面對現實，才能解決問題。

吃東西的原因五花八門，無聊、療癒、獎勵和例行公事都有可能是原因。不過，這真的是自然賦予我們攝取足夠營養的確切原因嗎？

自然法則賦予我們的飲食能力，不只是要讓我們免於餓死，更重要的是讓我們隨時保持活力、充滿創造力。汽車加油不只是為了避免報廢，而是要補充動力。儀表板上顯示油箱的情況一目了然。汽車是人類設計出來的產物，所以人類毫無疑問對於汽車的運作瞭若指掌。自然法則也賦予人類更為精密複雜的油表，身體會本能地告訴我們何時該填充燃料，我們稱此反應為飢餓感，是人類飲食的根本原因。

飲食不只是為了存活，更是一種享受和樂趣。你知道真正的飢餓是什麼感覺嗎？大家肯定會說知道，但其實許多人根本未曾體會過真正的飢餓。我們多數人都幸運地生活在食物富足的環境中，不愁吃穿，吃飽了這餐也不必擔心下一餐在哪裡，而且還有吃不完的零食點心。

我們所理解的飢餓就是電視上看到飽受飢荒所苦的人。雖然感到同情，卻無能為力，也慶幸我們並未置身於那水深火熱的環境之中。飢餓成為災難的代名詞，但飢餓和挨餓是兩個不同的概念，飢餓感是人體不可思議的天賦，不僅僅提醒我們盡快進食，思考如何有效率地儲存食物，還讓人更容易享受到飲食的樂趣，因為飲食的樂趣來自於對飲食的衝動與飢餓的緩解。

一旦體內營養不足，人體就會產生飢餓感。當你無法緩解飢餓感時，那就會變成一種折磨，飢餓源於以下兩種情況：第一，無法取得食物，瀕臨餓死的邊緣。第二，刻意節食。

倘若你知道營養的美食能解決你的飢餓，忍耐幾個小時對你來說並不算什麼，更能以放鬆的心態面對飢餓。飢餓也與味覺有關，肚子處在有點空空的狀態，能讓食物嚐起來更加美味。這是自然法則所賦予的生存本能，當人類面臨缺乏食物的狀況，也能適應次要或劣等食物。澳洲的土著會吃木蠹蛾幼蟲，大家如果看到都會覺得很噁心，但你只要在缺乏食物的叢林中待個幾天，就會覺得木蠹蛾幼蟲出奇美味。

同樣的道理，肚子餓的情況下，食物嚐起來都會更加美味。當你受到成癮食物所制約，只嚐一口就會無法自拔地繼續吃下去，就如同賭徒有時僅一輪就將所有籌碼盡情揮霍，一下就全輸光了。

同樣的食物吃越多，帶給人的價值和滿足感就越少。要是我們吃的食物無法提供身體足夠的營養，我們就會不斷盲目地追求，追求那無法讓人滿足的味道，一切只是徒勞。

人類天生渴望哪些食物？

人體機制非常奧妙，複雜精密同時又有很強的恢復力，還具備適應各種環境和自我修復的能力。儘管我們的生活和飲食習慣經常會傷害到身體，但身體的基本功能都還是盡力保持正常運作。無論我們吃多少垃圾食物，飢餓感仍時時刻刻提醒著我們，希望我們能改邪歸正，吃一些身體真正所需的營養食物。

飢餓是一種警訊，提醒我們體內的營養低於水平，等到我們攝取足夠的營養，身體回復到正常時，警訊才會消失。吃進去的食物若是沒有充足的營養，飢餓感當然無法消退。這就是為什麼大家吃洋芋片一口接一口地吃個不停，吃了幾個小時卻一點飽足感也沒有。因為沒有任何營養物質進入身體補充能量，你當然感到空虛！

許多人甚至認為洋芋片嚐起來是鹹的，怎麼會跟糖上癮的問題扯上邊？馬鈴薯本身就是澱粉類碳水化合物，你再仔細看一下成分說明，調味料中也不難發現糖分的蹤影。

應該先釐清一下，人類的天性到底渴望什麼樣的食物。早在人類祖先學會保存食物的方法之前，自然法則就賦予人類能夠透過品嚐自然原始狀態的食物來獲得所需的營養，無須烹調或加入其他調味料。這些美味食物包含：水果、蔬菜、堅果和種子。

這些食物容易消化，並且含有人類賴以生存的營養成分，被身體吸收後，也不會留下多餘的廢棄物，因此消化的過程就不會消耗過多能量，更不會囤積過多的脂肪。更重要的是，吃這些食物較容易獲得飽足感，讓人不會時常感到飢餓並攝取過多不必要的熱量。

水果、蔬菜、堅果和種子是大自然賦予人類最適合的食物，也是人類本能喜愛的食物，但其同時也賦予我們適應其他次要食物的能力。雖然次要食物還是能提供身體部分營養，但身體吸收的效率較低。舉例來說，肉類補充身體蛋白質，需要花更長的時間進行消化，最後留下很多無用廢物。消化肉類的過程會耗損更多能量，使人容易遲鈍懶散。這就是為什麼貓和其他食肉動物大多數時間都在睡覺。

由此可知，人類多樣化的飲食中，壞糖根本毫無容身之處。這種無益的碳水化合物無法提供任何人體所需之營養，並使大腦產生沒有吃飽的錯覺，常處於飢餓狀態。更嚴重的是，血糖劇烈波動所產生的空虛感與飢餓類似。

這就是假性肌餓，最終導致食欲異常，明明才剛吃完正餐，很快又感到飢餓而忍不住吃起點心。下一章將更進一步探討飢餓。現在，大家只要先遵循下一項指示。

第七項指示：飢餓才進食。

吃了含有壞糖的食物，攝取量和消耗量較難達到平衡，不僅影響身體健康，更不可能擁有夢寐以求的身形。最簡單的解決方法就是：戒吃壞糖。不只聽起來容易，實踐起來也很輕鬆。

本章概要

- 毋須設定任何目標體重。
- 熱量的攝取超過消耗，造成體重上升。
- 運動減肥如同你為了減少汽車油箱的重量而經常開車，本末倒置。
- 節食絕對不是減少熱量攝取的好方法。
- 越有效率地滿足飢餓感，我們的飲食量就越少。
- 一旦正確地飲食和攝取熱量，身體的消化吸收也就正常，自然能達到理想體重。
- 精製糖、澱粉類和加工過的碳水化合物無益於人類。
- 飢餓才進食。

第九章

恐懼

本章涵蓋

- 人性弱點‧內心拉鋸
- 對失敗的恐懼‧對成功的恐懼
- 從中獲益

成癮者其實是被恐懼所綁架，一切恐懼都只是一種幻覺。

現在你已經瞭解壞糖的真面目，清楚它對身體的危害。你也知道精製糖、澱粉類和加工過的碳水化合物遍佈我們的生活之中，長期下來使肥胖和糖尿病罹患率劇增。此刻你更發現壞糖本身既不美味，又毫無營養價值。既然這些你都知道了，戒糖還有什麼困難！

沒錯，事實就是：**真的非常簡單！**

為什麼如此簡單的事實你卻到現在才發現？甚至世界上還有數百萬人到現在都還被蒙在鼓裡，因為大家都被洗腦了，深信壞糖會帶給人快樂。

幾年前，有一個奶油蛋糕的廣告標語「頑皮，但又可愛」（Naughty, but nice）。此標語隱含著高深的學問，暗示吃這個蛋糕會發胖，但它卻具備前所未有的吸引力。越是叫你不吃，你就越想吃。人的內心潛藏著調皮、不愛照規矩的心態，總覺得那樣的生活才有趣、獨特且刺激。此奶油蛋糕的廣告標語中，「頑皮」（Naughty）意味著：

蛋糕對身體有害。

無論是人、消費娛樂、食物或飲料，我們縱使知道有害，卻還是深受吸引、無法自拔，希望能因此讓生活充滿樂趣？廣告商就是藉此人性弱點，盡情發揮。所以若我們相信奶油蛋糕能為生活帶來更多驚喜，我們當然會吃！

倘若廣告商誠實一點，用了比「頑皮」還要更明確強烈的字眼呢？當然，會讓人罹患糖尿病的食物怎麼能僅用頑皮形容，這絕對是無可饒恕的邪惡！如果廣告標語改成「邪惡，但又美好」（Evil but nice），能嚇阻你吃鮮奶油蛋糕嗎？應該沒辦法。我們也可以從香菸廣告看到同樣的思維，菸盒上印有死亡警告，卻沒有效果。菸癮者依然深信香菸會帶來快樂，甚至強化他們的信念：「即使我知道可能為此送命，但我還是想抽菸，代表它還是有不為人知的好處，才會讓人欲罷不能。」

儘管我們都知道壞糖有害健康。為什麼我們仍執迷不悟，繼續找藉口吃含有壞糖的食品？因為比起憂慮它的不良後果，我們更害怕生活少了它，人生會變得很無趣。

前面解釋過癮君子內心矛盾的拉扯：「這東西讓我生活悲慘，卻是我人生一大樂趣。」內心的天使不斷提醒我們壞糖的危害；而惡魔卻無法擺脫從小被灌輸的恐懼：沒有了它該怎麼辦？我會非常痛苦！一輩子受它控制！

恐懼是人類賴以為生的本能反應，當面臨危險，腦子裡就會出現：逃跑還是戰鬥？身體也會進入警戒狀態，驅使我們遠離危險。但人類的恐懼同時存在於現實和想像之中。人類的智能使我們瞭解潛在的危險，以及如何避免危險發生，在危險尚未發生前就防患未然。舉例來說，我們害怕失去工作，因為瞭解失業潛在的麻煩後果，例如：貧窮、被迫變賣家產、犧牲現有的休閒娛樂和舒適環境。因此，即使沒有失業的跡象，仍用盡全力讓自己變成公司不可或缺的人物，才能保住飯碗。

這種情況下，人類的智能自然產生的恐懼保護我們遠離危險。但是萬一恐懼是來自於錯誤訊息？假如你讀到一本雜誌，提到水果會導致癌症，可能會讓你從此不敢吃水果，還會擔心以前吃了如此多水果，會不會已經造成傷害。

據我所知，沒有人聲稱水果會導致癌症，但這就是典型的錯誤資訊，每天都會接收到大大小小的道聽塗說、以訛傳訛。有些經過證實；有些則是一派胡言。身為消費者，我們很難辨別真假。我們總是花費許多寶貴時間，擔心永不會發生的事，使人疲憊。

內心的恐懼是所有成癮問題的主因。

利用人性的恐懼，巧妙操弄生活中各種資訊以製造騙局，使我們掉入陷阱深陷其中。這種騙局巧妙至極，令你無處可逃。要是不攝取壞糖，就渾身不對勁，空虛與不安感如浪潮般來襲。攝取壞糖成為許多人生活中的小確幸，似乎能暫時撫慰心靈，但事實上是大腦被綁架，因為壞糖才是產生恐懼的主因。攝取越多，越無法自拔，我們對壞糖的依賴也更加明顯。

這就是為什麼你和所有成癮者一樣，無法逃脫陷阱。忍不住攝取成癮物質，卻又非常後悔。在無法得到時，成癮物質又顯得異常珍貴，使你欲罷不能。成癮者總是在追求成癮物質所帶來快樂和慰藉幻覺的虛幻目標。

對失敗的恐懼

壞糖成癮與坐牢沒兩樣。在生活中處處受糖控制，無論日常事務、希望與期待、價值觀、病痛或內心折磨，坐牢不只是個比喻，若你總是屈服於壞糖，將會經歷與監獄中的罪犯相同的心理狀態。

若你多次嘗試擺脫壞糖或其他成癮症未果，會感到自己受困的情況比以前更加嚴重。就像電影時常出現的一幕是囚犯剛被帶進牢房內，第一件事就是跑到門邊，用力地轉動把手，想確認自己是否真的末路窮途了。

不斷嘗試戒癮卻又失敗會造成成癮者有心理陰影，並加深無路可逃的信念，導致許多人因為失敗的經驗而變得消極，甚至拒絕再次進行戒癮。成癮者的思維扭曲，下錯結論：只要不嘗試戒癮，將能夠一直相信戒癮是有可能成功的事。一旦經歷失敗，戒癮從此成為一個不可能達成的目標。

這是一種自我挫敗的想法，過去的行為或想法有效地緩解危機或痛苦，因此我們學習並記住，且持續運用於生活上的困境。世界上幾百萬成癮者用這種想法催眠自己，過著戒不掉的悲慘人生，而不願冒失敗的風險做改變。他們不瞭解的是，那些被關進牢中的人，用力轉動門把只是徒勞，那是因為他們用錯了方法。

只要用對方法，其實可以將你對失敗的恐懼轉化為改變的動力。就如同跑者站在起跑線上，或演員時時刻刻準備好面對鏡頭，亦或者面對大考時，將恐懼化為動力，不時提醒著你，做好萬全準備，掌握排練或練習許久的一切，不希望出任何差錯。但對成癮者而言，失敗何懼之有？最該害怕的是成癮毀掉你的人生，而非恐懼戒癮的失敗，因為你已是成癮物質的奴隸。成癮者對失敗的恐懼是一種錯覺，以為戒癮失敗將使人生變得比現在更糟。事實上，成癮早已讓你的人生一敗塗地，即使嘗試戒癮失敗，也沒有什麼好失去的了。不嘗試雖不會失敗，但也絕對不會成功。換句話說：**若你屈服於恐懼或失敗，將永遠受恐懼折磨。**然而，對失敗的恐懼也不是成癮者逃不出陷阱的主要原因。

對成功的恐懼

被囚禁許久的犯人常因出獄後，不適應外面的社會，導致他們再次犯罪，進而再次坐牢。此現象令人沮喪，因為並非他們不知悔改，他們是真的想要再被關進去。這些人與世隔絕過久，難以適應外面的社會，因為一切都是如此陌生且恐懼，甚至被投以異樣眼光。對這些犯人來說，監獄才是他們真實的人生也是熟悉且安全的環境。

同樣的恐懼也對成癮者造成困擾。生活中失去成癮物質的支持，就像被關了許久的犯人突然獲釋，他們害怕自己無法適應並享受這樣自由的生活，適應過程還必須經歷恐怖的內心創傷才能真正重獲自由，更畏懼自己可能一輩子注定要活在犧牲與遭受剝奪的陰影之下。

或許你誤信生活失去壞糖會變得無趣，即使嚐過糖上癮所造成的苦果，仍找藉口說自己天生就是如此。

有些人嗜吃巧克力和甜食的程度已經無藥可救，或許你會認為這就是你的個人特色。假如有人想跟你做朋友是因為你的壞糖癮，絕對只有一個原因：**物以類聚**。

成癮者當然喜歡跟別的成癮者當朋友，甚至是交往，彼此臭味相投。並非是覺得對方很有魅力，而是因為發現他們對彼此較沒威脅性，對方不會看不慣你的成癮症狀和行為。你想要這樣的友情或愛情嗎？你想要當一個相比之下，讓別人感覺自己沒那麼差的傻子嗎？還是你希望別人是因為喜愛並欣賞你處於非常健康、快樂的狀態？

如何贏得內心拉鋸

還記得我們提過的成癮運作方式：嘗試戒掉壞糖所產生的焦慮令你卻步，但一切都是壞糖在作祟，它綁架你的大腦。一旦你完全戒除，將永遠不受折磨。內心的拉鋸彷彿是一場永無止盡的比賽，永遠拚不出高下，對成功和失敗的恐懼把你絆住，但要贏得這場拉鋸戰其實不難，因為絆住你的原因只有一個：壞糖！

完全不吃壞糖，恐懼自然消失。

這個方法不仰賴任何詭計，也不耍花招。只需要透過簡單的邏輯，以事實取代迷思和錯覺。不過，若能選擇一種機器，對戒癮的過程有所幫助，那絕對是時光機。我們就能穿越時空到未來，那時候我們已經讀完整本書，感受到重獲自由的喜悅。負面的情緒如恐懼、絕望、冷漠及自我懷疑都消失無蹤，取而代之的是快樂、樂觀、自信且充滿活力。有了這樣的心境轉變，你的身體健康也會有所改善，享受前所未有的精力充沛，以及真正的身心放鬆。有些人嘗試使用其他方法擺脫壞糖，然而，忍耐了幾個禮拜或幾個月之後依舊嘴饞。這個方法迴然不同，不需要任何犧牲，也不用放棄任何事物，更不會想念含有壞糖的食物。你所要做的就是清除生活中讓你痛苦的事物，取而代之的是能讓你真正感到幸福快樂的事物。

各位請記清楚：**沒什麼好怕**。你將從控制自己的部分飲食開始，然後完全掌握飲食的自主權。現在的你沒有自由可言，沒什麼好損失的，因為沒什麼好怕！

許多人心情不好時，總要來點甜食安慰自己，內心認定壞糖是朋友、好夥伴和完美的支持者。但這是一種錯覺，這些食物根本就不配稱為食物，它是你最大的敵人，是你心情低落的罪魁禍首，讓你陷入苦難的泥淖。不過，你的本能明白知道這一切，所以敞開心胸、跟隨本能直覺吧！

拋開疑慮

想像一下擺脫壞糖後的情景，將獲得平靜，肯定自己的價值。不必再花很多時間和精力自我欺騙：例如生活早已偏離常軌卻假裝一切都在掌握之中。短暫的錯覺使你相信吃蛋糕、餅乾、巧克力、披薩或麵包，就是你想要的自由。諷刺的是，成癮者明知是錯誤的，卻繼續錯下去。他們其實非常渴望擁有非成癮者的身心狀態。想達成這個目標，唯一的辦法就是戒癮。

事實上，那種短暫的快樂能維持多久呢？垃圾食物都還沒吃完，各種負面感受就迎面襲來，罪惡感、懊悔、羞愧、飽脹不適，或是害怕自己變胖。想像一下，如果你戒掉糖上癮，將不受那些負面情緒困擾。每一次吃完飯都感到神清氣爽，擁有適當的身材和體態，健康又快樂，那有多美好！

假如你曾目睹海洛因成癮者飽受毒癮發作折磨的模樣，你還會建議他們繼續注射海洛因嗎？還是你會鼓勵他們戒掉？你當然會希望他們能戒掉毒癮。你瞭解吸毒的快感只是暫時緩解戒斷反應的不適感，暫時減輕對毒品的強烈渴望，但身體的不適與內心的渴望都是毒品引起的啊！顯而易見的是，停止渴望的唯一方法就是徹底戒毒。

或許你不承認自己的問題有那麼嚴重，怎麼能跟毒癮相提並論。那是因為我們從小到大被灌輸的觀念幾乎都是吸毒所造成的負面影響，而含有壞糖的食品，通常都還是獲得正面評價。事實上，毒品和壞糖都對你有害無益，都會毀了你的健康，還會奴役你並令你痛苦不堪。

所有成癮者都落入同樣的陷阱，早點看清事實，你和海洛因成癮者並無不同，你能給自己最好的建議只有：**立刻戒掉壞糖！**

沒有什麼複雜的方法，一切就是這麼簡單。一直以來找不到解決方法的原因就是你的錯誤觀念，使內心陷入拉鋸之中。一旦你看清你已身在谷底，就沒什麼好失去也無所畏懼。且對的方法還毋須剝奪人生的樂趣，一切都變得簡單。

實例：傑克曾是一位重度壞糖成癮者，使用亞倫・卡爾的糖質戒斷法成功戒癮。

我的大半輩子飽受肥胖所困擾，自有記憶以來，我就比同齡孩子胖。我很喜歡踢足球，但因為我太胖了，總是跟不上大家的腳步，沒辦法好好踢足球。

現在回顧兒時的照片，看起來並沒有嚴重過胖，只是有些圓胖。青春期和剛成年的時候也是相同的狀態，確實有點過胖，但還不至於太誇張。

我最愛的食物有披薩、三明治、麵食和各種馬鈴薯料理（薯條、烤馬鈴薯、馬鈴薯泥，當然還有洋芋片），飲食中幾乎全是澱粉類或加工過的碳水化合物。雖然我沒有特別愛吃甜點，但如果眼前擺著一大包餅乾、巧克力棒或冰淇淋，我還是會忍不住吃個精光。

年過三十歲，轉眼間又到了四十歲，我變得越來越胖，嚴重影響外觀，我對自己肥胖的模樣感到無地自容。我變得越來越沒有自信，陷入自我否定與自我厭惡的負面情緒中。盡可能躲避拍照的場合，堅持絕不拍照！我也害怕我的孩子在學校時，同學會不會取笑他們有個胖老爹。雖然四十歲左右拍的照片少之又少，但當我看著那些照片，內心竟為照片中的男人感到悲哀。我和他之間出現一種奇妙的距離感，並從中超脫出來，非常同情他，也為他感到遺憾。現在我如釋重負地鬆了口氣，因為現在的我跟他不一樣了，我已從中解脫。

我怎麼辦到的？我發現我患了壞糖上癮症，下定決心十四個月內不吃含有壞糖的食品，減了約三十公斤。令我吃驚的是，這個過程一點也不難，我甚至還非常樂在其中。連我的老婆、孩子、家人和朋友都很驚訝。

以前的我無法想像沒有薯條、麵包、義大利麵、白飯、白麵的生活原來是如此美好，即使現在的飲食沒有那些食物，我一點也不會想念，完全不想再吃。可能我的大腦本來就知道這些食物有害健康，現在只是身體本能又重新掌權。

彷彿昨日之事，那一天徹底改變了我往後的人生。我照常做例行健康檢查，醫生卻告訴了我一個晴天霹靂的消息：「很遺憾，你罹患了第二型糖尿病，必須趕緊開始藥物治療。」好似受到重重一擊。醫生還提到未來可能面臨的器官衰竭、截肢和失明等病變。說來慚愧，我從來沒有意識到過胖會導致第二型糖尿病，我甚至不覺得這種疾病會發生在我身上。

我拿到一張清單，寫著飲食注意事項，以及我應該要用哪些藥物治療。帶著極為沉重的心情，步履蹣跚地走出診所。

然而，我馬上就想起去年在報紙上看到的一篇文章，講述一位第二型糖尿病患者，因為工作關係從英國搬到美國，他第一次在美國看診時，跟醫生提到英國醫生建議的飲食計畫，美國的醫生極為震驚，說他若是按照這樣的飲食生活，根本等於是慢性自殺。不知道為什麼這則新聞故事在我腦中如此清晰，可能是因為這個人的飲食不禁讓我很有共鳴，他每一餐都吃大量的澱粉類和加工過的碳水化合物，多到連他在美國看的醫生都不可置信。事情逐漸明朗，直到現在我才明白，我深深懷疑體重過胖的問題是出於壞糖上。

醫生告訴我，我的糖化血色素（HbA1c）值檢驗結果非常高。她還要再確診一次，糖化血色素值是指人體血液中的紅血球含有血色素，當葡萄糖和血紅素結合後，就形成糖化血色素。檢查其濃度，可以反映體內最近兩到三個月的血糖控制情況。檢驗結果非常明確，我確實罹患糖尿病，往後的人生得跟藥物為伍，並定期血糖監測，以控制病情，預防急性併發症。

事情就這樣發生了，雖然不知道明確的原因，對於該如何解決也毫無頭緒，但我深知有些事情不對勁了，人生不該如此。

從那一刻起，我的飲食中沒有任何馬鈴薯料理、沒有白米飯、沒有麵包（除了早餐會吃幾片全麥吐司之外）、沒有義大利麵、沒有精製糖（甜點、糖果或糕餅）、沒有果汁。

我曾經運用亞倫・卡爾的輕鬆戒菸法成功戒菸，我相信同樣的方法也可以運用到這個棘手的問題。我吃大量新鮮、有益於健康的食物、蔬菜、水果、沙拉等等。也攝取少量的肉類補充蛋白質，但一定會搭配大量的蔬菜沙拉。我並不會完全避開乳製品，但我不喝牛奶，除了沙拉中的羊乳酪屑，偶爾也會吃一些起司。

不但不容易餓，我也非常享受其中。前一兩個月，我甚至不喝酒，希望更徹底改變自己，讓自己的身心狀態都變得更好。

才剛開始力行新飲食方式的頭兩天，我買了一台血糖機，當時檢測出來的結果居然在正常範圍內，第二次的檢測結果也是正常，接下來幾天也都沒有例外，完全正常！我太震驚了，彷彿看見轉機與希望。更神奇的是，幾個星期內，體重就開始往下掉了。雖然是緩慢下降，但卻穩定且不費力。

我又去找我的醫生，跟她說我這段時間如何改變飲食方式，血糖機的檢測結果也都顯示正常。她不以為意，還是非常堅持我一定要繼續服用糖尿病藥物，而且她說外面購買的血糖機並無法檢驗得很徹底，醫院做的糖化血色素測驗才能真正反映體內最近兩到三個月的血糖控制情況，所以三個月後才能知道病況是否真的好轉。我繼續按照這樣的飲食，並使用血糖機每天自我檢測，依然沒有異狀。即使有時候禮拜五晚上會允許自己喝點酒，檢測結果仍是正常值。

終於要再次檢驗糖化血色素值了，這個時候我已經掉了九公斤，腰圍少了五吋，我已經要買新的牛仔褲了。

糖化血色素值檢測結果出來了，在正常範圍內，醫生訝異之餘，仍建議我開始吃藥控制，還幫我預約了一位營養師。第一次跟那位營養師諮詢，當時我已經減了大約十八公斤，腰帶退了三格（腰圍少了五吋以上），感覺像是在作夢般，每次血糖檢驗結果都顯示正常。然而，營養師卻不建議我按照這樣的飲食方式，反而建議我每天要喝一杯柳橙汁（如同一顆危險炸彈，馬上讓血糖飆升），還應該每一餐都有澱粉類食物（三分之一盤）。我不敢置信，營養師年紀輕輕，似乎才剛取得營養師資格，她建議我吃的食物甚至有可能要了我的命！我告訴她我現在的飲食方式，不只體重減輕，還給她看皮帶上原本長期使用的那一格，現在腰帶退了好幾格，還要定期去找皮匠打新的洞。她沒有動搖，仍堅持自己的建議才是對的。還好我沒有聽她的話，堅持自己的信念，體重和腰圍的數字持續往下降。連我的腳也有驚人的變化，變得較不圓胖。一年之後，體重減輕了大約三十二公斤，腰圍少了九吋。我現在成了皮匠的常客，我每次去找皮匠師傅只打一個孔，知道自己沒過多久就會來打下一個孔，我很享受這種感覺。

經醫師診斷為糖尿病，已過了四年多的時間。無論是家用的血糖機，還是醫院的糖化血色素值檢測，檢測結果都沒問題。

自從我開始改變飲食方式，我也變得更愛運動了。我轉而搭乘火車上班，而不像以前選擇開車。走到火車站十五分鐘的路程身體和心情都感覺好極了，也不用因為每天上下班開車塞在車陣中影響心情。利用通勤時間來增加一些運動量，回想起以前長期久坐的生活模式，運動量嚴重不足，沒走幾步路就坐進汽車，從公司停車場走到辦公室也不需要多少時間，每天的運動量就是如此了！完全沒想過要去健身房，也不想特別花時間運動。改成搭火車上班之後，不像以前只能花四十五分鐘坐著開車，我不只多了十五分鐘走路，還會好好地利用時間聽音樂、聽有聲書，或是聽廣播。幾個月後，我發現還有別條路可以走到火車站，只需要多花五分鐘，就能增加許多步行量，幫助脂肪燃燒，增加肺活量。我更享受步行同時欣賞春夏秋冬四季景色的更迭。增加活動量也影響了我的飲食，兩者相輔相成，體重因此下降。運動和飲食才是重點，體重下降或體態變好只是健康生活的附加價值。

過去幾年來，我注意到主流醫學界逐漸開始重視與研究低碳水化合物飲食治療第二型糖尿病的可能，但現在似乎還只是一種假設，確診為糖尿病的患者仍是以藥物治療，每一餐卻照樣吃澱粉類食物。有件事更令我驚詫不已，許多糖尿病協會和一些慈善機構的長期資助者都是生產糖尿病藥物的製藥公司，或是生產並銷售含有「壞糖」食物的食品公司。直至今日，英國的糖尿病慈善機構仍不相信患者可藉由改變飲食治療糖尿病，他們對此嗤之以鼻。他們單單只是「建議攝取碳水化合物」，卻沒有幫助與提醒患者如何辨別好糖與「壞糖」，可能導致病情更加嚴重。

我的命也可以說是醫生救的，因為她檢測出我罹患第二型糖尿病。但沒有人認為我有機會痊癒，一切都要感謝當時那篇文章的作者，點醒夢中人。我花了好幾個小時試著在網路上搜尋那篇文章，卻毫無所獲。除了上述這些，當然最重要的就是亞倫．卡爾的輕鬆戒癮法，救了我一命。用此方法戒菸已經改變了我的一生，更因為運用同樣的原理戒除「壞糖」，減肥與變健康的過程不僅無比輕鬆愉快又不費力，更重要的是不會復胖或復發。

害怕過程艱辛

除了前述對失敗及成功的恐懼，還有一大絆腳石就是害怕過程的艱辛。因為有過藉意志力戒糖癮的經驗，你對當時的折磨仍心有餘悸，所以你非常害怕痛苦過程會再度重演。不用擔心，之前的慘痛經驗是因為意志力根本就不管用，下一章節我將進一步解釋，依靠意志力的戒癮方式只會讓事情難上加難。

忘了過去慘痛的失敗經驗吧！將失敗歸咎於用錯方法。即使你經歷重重失敗，甚至一度有放棄的念頭，但心中想戒癮的念頭從未消逝。

第八項指示：從不懷疑自己戒除糖上癮的決定。

為什麼我知道你想要戒癮的念頭從未消逝？因為你正在看這本書，這洩漏了你想克服糖上癮的渴望。繼續抱持著如此信念閱讀本書，暫停並思考一下你是否已經理解並接受前幾個章節所述。若你還有疑慮，請詳細地重新閱讀一遍。唯有徹底理解並真心接受書中的內容，你才有可能完成書中的指示，成功戒癮。

若你按照所有指示去做，將不再渴望壞糖。克服糖上癮的渴望將從內心的拉鋸戰中勝出，壞糖再也無法束縛你。

本章概要

- 內心拉鋸的力量同時束縛著糖上癮者，進退兩難。
- 因為害怕失敗而不去嘗試，就完全沒有成功的機會。
- 對成功的恐懼其實是一種錯覺。
- 恐懼全都來自壞糖，一旦擺脫它，恐懼馬上煙消雲散。
- 敞開心胸，接納新的想法。
- 無論過去戒癮失敗的經驗對身心造成多大的傷害，你都必須放下，然後勇敢向前走。
- 下定決心戒糖，絕不動搖。

破解糖的七個迷思

一、甜食是社交生活必要的一環

假如你一個人在家，冰箱裡有一塊美味可口的海綿蛋糕，你一樣會忍不住吃掉吧？有個人一起大吃大喝並不會讓你比較好過，頂多只是自我安慰，這樣的想法就像做錯事有同夥一起分擔，事實上無論是自己獨享，還是一群人共享，最終仍深受罪惡感與厭惡感所困擾。

二、糖帶給我滿滿活力，吃甜食更是我紓壓和放鬆的好方法

這句話是不是前後矛盾？糖上癮者若是沒有用糖分舒緩戒斷症狀，就不可能真正放鬆。也就是說，並不是糖本身幫助你放鬆，而是糖就是讓你不舒服的源頭。就如同穿了太緊的鞋子，你卻因為很享受脫鞋後解脫的快感，而繼續穿著不合腳的鞋子。

不僅如此，更令人難過的是，這個時代糖和咖啡因的陷阱實在太多，許多本是健康、活潑、體力好又精力充沛的孩子也被洗腦，以為喝下含有大量糖和咖啡因的飲料能讓他們的運動表現更好，或以為能藉此在閒暇時放鬆休息。隨著年紀增長，含有大量糖和咖啡因的飲料已無法滿足他們，可能很快就迷上酒精。

無論大人或小孩，自然的狀態下，身心本來就有源源不絕的活力。若是沒有生病，你絕對有精力做你想做的任何事情。若是感到疲累，代表身體在抗議了，你需要睡覺或休息，而不是攝取壞糖。用壞糖或是咖啡因迅速補充體力，就如同借高利貸般危險。一不小心掉進高利貸的陷阱裡，雖然借到錢（精力）救急，但你一輩子都很難脫身了，必須一直借錢來還錢，身陷循環。糖上癮也是如此，搞得你筋疲力盡。看看糖尿病患者或代謝

症候群的人，一定看起來特別憔悴，好像隨時都過度勞累的樣子。本來不該如此，但他們以為甜食能補充體力，但諷刺的是，壞糖反而是阻擋他們回到原本充滿活力、體力與精力狀態的罪魁禍首。

或許生活中確實有些時刻會需要一整天隨時保持體力及專注力，但我們還有別種更健康、自然、無害又不會成癮的提神方法，不一定要倚靠壞糖。事實上，若你徹底擺脫壞糖，將再也不需要靠它帶給你精力，自然能處在充滿活力的狀態。

三、甜食誘人的香味，讓我難以抗拒

香水和乳液的味道都很香，我雖然很愛那種香味，也未曾有想喝香水的欲望啊！

四、甜食是我的療癒食物

這絕對是一種自我欺騙。壞糖上癮者心情好的時候，他們會做什麼？吃甜食。那當他們心情不好的時候呢？當然也是吃甜食宣洩情緒啊！就像毒癮者不管什麼情況都需要毒品，各種原因都只是藉口，他們就是上癮了。壞糖只會讓你感到罪惡、羞愧、自我厭惡而已，何來「療癒」可言？一點也起不了療癒作用，這麼做只是讓自己落入成癮的深淵。

五、甜食是我犒賞自己的方式

你已經無法控制自己，無法選擇自己要吃或不吃壞糖，若你還有選擇權，你就不會看這本書了。身為壞糖成癮者，你已經不能失去壞糖了。大腦「獎勵系統」失衡，導致你濫用成癮物質，這種情況已經和染上毒癮沒什麼兩樣。

六、我好愛這種滋味

即使一盒巧克力中，你不喜歡其中的某幾種口味，仍會全部吃光。說實話，每次狼吞虎嚥吃下一大堆東西，你根本沒有好好品嚐食物的味道。真的是因為你喜愛甜食的滋味嗎？還是你根本就只是在填滿糖癮所帶來的空虛？若真的跟味道有關，那你為什麼要吞下去？何不嚐一嚐就吐出來？

為什麼瑪氏（Mars）公司不生產無糖 M&M'S 巧克力？同樣的道理，菸草公司也不可能販賣無尼古丁香菸，這兩者的成癮都與味道無關，一切都只是為了讓你上癮。

七、巧克力比性愛更棒！

若你真的這麼認為，那你除了該戒糖癮，還得趕緊換個伴侶！

第十章

意志力

本章涵蓋

- 採取困難的方式
- 難道是因為自己意志薄弱？
- 無止境的掙扎‧輕鬆抵達終點線
- 吹牛與自憐

許多人因成癮問題而感到徬徨無助。我們常會把戒癮失敗的原因歸咎於我們性格的缺陷，在失望中懷疑自己的意志力。實際上並非如此，且恰恰相反。

曾有過多少次，面前擺著誘人的蛋糕、巧克力或餅乾，你不斷告訴自己要夠堅決，一定要抵抗甜食的誘惑，然而最後仍內心動搖，意志力失守，忍不住還是吃了甜食。總想著，要是我意志力再強一點就好了！

大家普遍認為戒癮的過程非常困難，所以需要強大的意志力才有辦法成功。這樣的想法來自於食品業者為了銷售含糖食品而灌輸給大眾的觀念，或是名醫和營養師提出的補救辦法。如果抵抗甜食的誘惑是很簡單的事，你還會忍不住嗎？當然不會。因為用錯方法，所以大家會認為擺脫對糖的依賴很困難。同時也認為糖癮很難戒，所以才會用錯方法。這兩者互為因果。

假如你被關在牢房中，有人告訴你，只要推門上的某一處就能把門打開，但那是一扇非常厚重的門，需要用盡力氣才打得開。所以你就按照那個人所說，試著推了推門的那一處，發現確實非常難開。你真的很想出去，所以用盡全力地推門，還是推不開。門只稍微移動了一點，等到最終力氣用盡，那道門又重重地關上了。

你得到兩個結論：1.因為自己不夠強健有力，所以無法逃脫。2.自己將永遠無法逃脫了。沒錯，這確實是依靠意志力戒癮的結果。

想像一下，現在的你無助地坐在牢房中，渴望逃出，卻又因為自己缺乏力量而陷入絕望。

不要灰心！這時候又有另一位訪客來了，跟你說其實你之前推錯邊了，所以才打不開。如果你試試看推門的另外一邊，就能輕鬆打開。這時候你會再次嘗試嗎？還是你已經沒有勇氣再度嘗試，萬念俱灰地認為自己不可能逃脫了？

這就是輕鬆戒癮法與依靠意志力戒癮的差別。輕鬆戒癮法有用且不費力，依靠意志力戒癮不僅無法持久，更讓戒癮變成很困難的事情，簡直是不可能的任務。

靠意志力戒癮，終致失敗

試圖靠意志力戒癮的人總要忍受無數次內心的衝突與拉鋸。一邊是大腦的理智，告訴自己糖不僅對健康有害，還影響幸福的生活、穩定的情緒和自我評價，所以必須戒糖；另一邊則是遭成癮改變的大腦神經迴路，一想到自己將被剝奪，不能用甜食作為精神慰藉，便感到極度恐慌。

靠意志力戒癮的人通常只專注於戒除的動機，總希望用意志力強迫自己不吃含有壞糖的食物，久了之後吃糖的欲望就會自然而然消失。然而，根本的問題沒有解決，欲望不會因為你暫時不吃就消失，你的內心還是非常依賴它，不能吃糖，你只會覺得自己做了很大的犧牲。

一開始總認為唯有犧牲，才有收穫。畢竟任何事情都必須要付出與其相當的報酬或是代價，對吧？若真能獲得甜美的成果，真的能有好的改變，那付出代價就是值得的。不過，你能夠忍受多久？犧牲的問題就在於無法持久，很快你就會感到憤恨。怨恨幹嘛要這樣折磨自己，忍不住生起自己的氣，像個玩具被搶走的小孩。這樣的感覺並不好受，也無益於身心健康。你只想做些什麼來鼓舞自己。那你會怎麼做？反而有可能刺激你去做一件你發誓再也不做的事：吃含有壞糖的食品。

如此一來，你又更加痛苦了。開始責怪自己如此沒用，無法抵抗誘惑。糖非但沒有讓你心情變好，還加深你上癮的程度，更強化自己無糖不歡的信念。總歸來說，想要靠意志力戒糖，不僅難以成功，也將成癮者推向更深的深淵而不自知。**內心有所矛盾與衝突，才需要使用意志力。**

因為成癮者害怕負面影響，所以想要戒癮。但他們也因為害怕生活中失去成癮物質會頓失精神支柱，所以不敢戒癮。前者是理性的恐懼，後者為非理性的擔心，但當你深陷泥淖之中，兩者都很真實，也都深深困擾著你。

我們逐漸瞭解自己以前是被錯覺所矇蔽，自以為有付出就會有收穫，妄想著壯烈犧牲自己享受甜食的樂趣，就能戒除壞糖。我們一步步解開迷思，不著重在壞糖的負面影響以達成嚇阻作用，而是要使讀者明瞭戒糖的好處，是許多人從來不曾體會過的快樂。當你發現全都是迷思和錯覺讓你不敢踏出這一步時，就沒有什麼好害怕的，你將期待沒有壞糖纏身的生活，從此跳脫內心的衝突與拉鋸。

例外

事情並非絕對，通常都有例外。有些人真的能夠透過強大的意志力戒除菸癮、酗酒、暴飲暴食等成癮問題，而且不復發。不過，他們並沒有擺脫內心對成癮物質的依賴與欲望，所以無法達到真正放鬆快樂的狀態，而你將有機會達到這樣的境界。他們雖然戒除了，但一輩子都要面對自己作出犧牲的內心掙扎。

你的意志力有多薄弱？

你因為曾有過靠意志力戒癮失敗的經驗，就斷定自己是個意志薄弱的人。社會也是如此定義患有飲食失調症狀的人，他們無法好好運用意志力控制自己的飲食習慣。確實，那些有飲食問題困擾的人也是如此認為，絕望地接受自己就是意志薄弱，才會出現這些問題。總覺得失敗是自己性格上的缺陷，而不是方法出了問題。除了輕鬆戒癮法，幾乎沒有人質疑靠意志力戒癮有何問題。

若你仍認為無法擺脫「壞糖」是因為缺乏意志力，那就是你還沒有真正理解成癮陷阱的本質。請記得：成癮陷阱的運作方式恰好相反，它使成癮者渴望某種事物，而又受之折磨。

也許還有其他原因讓你認為自己意志薄弱，或許是因為你有菸癮、賭癮、酗酒問題，這些行為也更進一步證明了自己的意志有多薄弱。實際上所有成癮問題都息息相關，但這種關聯並不在於成癮者缺乏意志力，反之，這更有可能是強烈意志的證明。他們的共同點是落入錯誤的資訊和謊言所編織的陷阱。其中最誤導人的謊言就是戒癮需要強大的意志力。**違反人體本能的渴望，需要非常強大的意志力。**

當你偷偷跑去商店購買糖果或蛋糕，而沒有任何遲疑或罪惡。當你刻意早起或特別晚睡，只為了在無人知道的情況下偷吃垃圾食物。甚至要你放棄過去喜愛的休閒娛樂，種種行為只要違反人類本能的渴望，都需要非常強大的意志力。儘管有人告訴你開門的正確方法，你卻依然故我地用盡全力推著不可能打開的一邊。那個人只會摸摸鼻子覺得你固執、不聽勸告，而不會覺得你意志薄弱。

想想你所遇過患有飲食失調症狀的人，他們都意志薄弱嗎？是否想過那些困擾於肥胖問題的名人，無論是總理、電影導演、產業巨頭、電影明星、歌手、體壇精英，他們在專業領域都獲得肯定，然而這是意志薄弱的人能達到的境界嗎？這證明了飲食失調問題不等於意志薄弱，他們在專業領域獲得如此成就，勢必得擁有過人的決心與毅力。也就是說，他們的意志力極為強大。那為什麼他們會在飲食上表現失控？

現在思考一下若是有人要你改變飲食方式，你會有什麼反應？會不會反而讓你不想那麼做？可以說這是一種人類叛逆的天性？事實確實如此，越是意志強大的人，越難運用意志力成功戒癮。當他們打不開門時，他們不會因此放棄，也不會尋找簡單的解決辦法。無論是否開錯方向，他們都不會輕言放棄，反而會更加努力地推門，直到力氣用盡。大多數正在閱讀本書的讀者都經歷過無數次飲食控制的失敗經驗，但他們從未放棄，還願意再拿起本書來看，繼續尋找戒癮的方法。這是多大的決心毅力與驚人的意志力。別妄自菲薄！因為深陷成癮陷阱與意志力無關，僅僅是壞糖使你無法逃脫。

想像你現在穿著一雙緊到不行的鞋子跑馬拉松，雖然非常痛苦，但你下定決心要完成，所以忍耐著。然而越跑越痛，每一步都是折磨。不過，你想著自己即將抵達終點，一旦放棄，將前功盡棄。當你試圖透過意志力戒癮，內心的掙扎從未平息。只要你認為自己犧牲了某些東西，將永遠是痛苦的。當你的意志力越強大，忍耐痛苦的時間越長，也間接使渴望日漸增長。等到最終放棄時，你會責怪自己功虧一簣，甚至鄙視自己，居然在最後關頭放棄。但你必須瞭解：**運用意志力戒癮，如同參加一場沒有終點線的馬拉松。**

輕鬆戒糖法有別於其他方法，一旦掃除內心恐懼，馬上就能輕鬆擺脫壞糖。反之，若是你繼續靠意志力戒癮，不斷折磨自己，將永遠無法抵達終點。

成癮者無所不用其極地用任何方式，只為再次接觸成癮物質，無論是尼古丁、賭博、垃圾食物、海洛因或是壞糖，因為他們對成癮物的渴望極其強烈。然而硬碰硬無法解決根本問題，反而會適得其反：1. 若過於強硬地迫使成癮者戒掉糖癮，結果會把他們逼入成癮的深淵，以致成癮者更害怕戒癮，也加深戒癮極其困難的迷思。2. 產生恐慌感：我該如何處理？戒癮之後的生活會變成什麼模樣？我該如何生存？這些恐慌與疑惑進一步導致恐懼與剝奪感。成癮者不知道該如何面對，將止步於成癮的深淵，以減輕更深的恐慌感。成癮者無論是對成癮物負面影響的恐懼，或是戒癮後頓失依靠的恐懼，都使他們的戒癮過程舉步維艱。

曾有過意志力戒癮失敗的經驗後，許多人不敢再度嘗試，因為慘痛的經驗使人退縮，更認為成癮問題是不治之症。往後若是再次嘗試依靠意志力，都會想起失敗的經驗，也想到放棄的那一刻，再次吃到巧克力或其他成癮物質的解脫感。

解脫的感覺令人難以忘懷，不過可不要搞混了，這種解脫的快感稍縱即逝，只能短暫緩解自我壓抑所造成的痛苦。然而你絕不想：「感謝老天爺！快讓我陷入糖陷阱。」實際上這並不能帶給人快樂，伴隨而來的是挫敗、罪惡和失望的感受。

儘管有些人告訴你戒癮一陣子再接觸成癮物質時的感受特別美好，不過事實絕非如此。他們完全搞混了，這只是一段時間強烈的渴望暫時得到解脫罷了。如同剛脫下一雙過緊的鞋子，你難道會為了那種解脫的快感而穿著不合腳的鞋子？

吹牛與自憐

靠意志力戒癮的人往往落入兩個陣營：第一個是「吹牛」，花了大把時間吹噓自己為了戒癮所做的犧牲。第二個則是「自怨自憐」，忍不住抱怨自己的犧牲。無論哪一種，都會錯認戒癮需要強大意志力與無盡犧牲。

第九項指示：絕對不要依靠意志力戒癮！

美麗的真相就是，絕不做任何犧牲，也不必放棄任何事物。內心出現衝突或是決心動搖的時候才需要意志力。少了剝奪感的恐懼，就無所畏懼，一切都變得輕鬆。靠意志力戒癮的人總是在等待被剝奪感消失的那一天到來，唯有等到那一刻，就再也毋須使用意志力堅持了。然而，那一刻卻永遠沒有出現。讓我們好好面對吧！若你還在等待，你敢承認自己其實失敗了嗎？

不用再等下去了，錯覺只會導致你落入糖陷阱，當你拋下所有錯覺的那一刻，就能擺脫恐懼並停止攝取壞糖，獲得真正的快樂。

整本書不斷強調壞糖，因為我們一輩子被灌輸的糖的觀念不完全正確。當我們想到糖，我們想到的食物只有糖果、巧克力、蛋糕、糕餅、布丁、飯後甜點、甜甜圈等非常明顯的甜食。你是否想過像麵包那樣看似無害的食物卻會導致你的身體出現問題？那義大利麵、白飯、馬鈴薯呢？大家有沒有想過這些食物反而讓你更加無法擺脫壞糖癮呢？你以為唯一的敵人就是傳統定義上嚐起來明顯是甜的食物，然而，澱粉類食物卻在無形之中餵養著你成癮的身心靈，不知不覺中影響著你戒癮的成敗。

若你遵循所有指示，且明白使你落入糖陷阱的信念都是虛幻，你便不需要使用意志力抵抗壞糖的誘惑，因為生活中少了壞糖也毫無影響，或許現在的你難以想像那美好光景，但絕對值得你抱著興奮的心情邁向沒有壞糖的生活。你已經在解決飲食問題的路上邁出一大步。準備展開新生活，不再當糖癮的奴隸，不讓成癮問題控制你的人生，很快你就會重獲自由。

重獲自由的路上可能還會遇到一個阻礙。並非所有人靠意志力戒癮失敗後，得出自己意志薄弱的結論就會善罷甘休。有些人會更進一步探詢無法成功的原因，認為自己是性格上出了什麼問題，譬如缺乏自制力等不良性格特徵。當其他理由似乎都無法完整解釋他們失敗的原因時，還有一個理論提供他們逃不出陷阱的藉口：「成癮性格」。

本章概要

- 因為用錯方法，戒癮才會變得如此困難。
- 成癮和意志力薄弱並無直接關係，通常意志力強大的人更容易出現成癮問題。
- 運用意志力戒癮，如同參加一場沒有終點線的馬拉松。
- 靠意志力戒癮的的人常在過程中吹噓或自怨自憐，相信他們的犧牲會有所回報，其實不然。
- 運用輕鬆戒糖法，掃除錯誤觀念和迷思的那一刻，你就到了終點線。

第十一章

成癮性格

本章涵蓋
- 好用的藉口
- 為什麼某些人看似更容易成癮
- 填補心靈空虛 • 歷史證據
- 成癮性格是結果，並非原因
- 認清你的敵人 • 面對問題

成癮性格理論是從錯誤的角度看待事情。首先必須先釐清因果關係，所有成癮者共有的性格特徵都不是成癮的原因，而是成癮的結果。

曾體會過飲食失調的人都明白那種糟糕的感覺，令人惶恐不安。不明白自己為何生活各方面都井井有條，唯獨在飲食上如此失控。直到你看見陷阱的本質，並理解飲食失調確實與意志力無關，解決它就是你的責任，而你又不想面對，只好找藉口逃避，並試圖解釋自己不合理的行為。

「人生苦短，本來就應該好好享受、及時行樂啊！」

「就只是食物啊！有什麼好大驚小怪，我又不是有毒癮。」

「我隨時都可以戒掉，只是並非現在！」

明眼人都能看出這些藉口的荒謬之處。儘管你知道戒糖才是最好的選擇，然而，只要你還相信糖能帶來愉悅的心情，就會無所不用其極地為自己尋找藉口。即使你已經明確地告訴他們就是成癮問題，有些人依然會辯駁：「我天生就有容易成癮的性格特質。」

成癮性格論是在探討容易成癮的個人特質，常被成癮者當作他人質疑自己飲食失調或上癮時的正當化藉口，更讓成癮者無法抱持開放的心態接受輕鬆戒癮方法的可能。有些人甚至拿這個理論當作不去嘗試戒癮的藉口，以為如此就不需面對戒癮的恐懼。然而，這樣的理論反而使成癮者深陷其中，因為原本還會有想改變的企圖心，現在反而開始同情起自己。

相信成癮性格論者於是想：某些人的基因組合有先天性缺陷，使他們比多數人更容易陷入成癮。這樣的想法受到許多自稱為「專家」的人所重視，還時常散播「成癮性格」的錯誤觀念，讓人誤信這是先天條件所致。

實際上並非如此。這只是個理論，主要是基於同一個人和家庭內的多種成癮症的發生率。例如：有一個人同時有酗酒、菸癮或毒癮問題、毒癮者同時有吸菸和負債問題、或是酗酒者的父母也有酒癮等狀況。

每個人身邊應該都有人身負多重成癮症狀，也許你就是其中之一。吸菸、喝酒、賭博、暴飲暴食等問題確實困擾著許多人，有些人只是其中一種，但更多人深受多重成癮困擾。事實上，所有成癮症狀都是由同一原因所引起，但絕非性格或基因的缺陷。僅僅是因為長期被灌輸了錯誤的觀念，誤以為成癮的事物是精神慰藉並且能帶來快樂。

別把成癮所造成的心理依賴當成先天性格特質

成癮是一種孤獨的狀態，縱使有數百萬人遭受同樣的問題。每個人的成癮問題仍有些微不同，成癮者通常會變得孤立，認為自己所遭受的問題很罕見，只有自己能面對和解決。

曾戒癮失敗的人，更容易相信成癮性格或成癮基因等理論。這不難理解，因為他們曾用盡全力戒癮，最後仍失敗收場，當然會認為這並非自己能力所及。而那些喜歡吹噓或抱怨自己為了戒癮犧牲很多的人，他們也很喜歡強調成癮性格的說法。他們都已經嘗試戒癮多年，卻依然渴望甜食，這如果不是先天上的缺陷阻礙著我們，還會是什麼原因呢？確實還有別的原因：成癮者遭矇騙，對於壞糖能帶給人快樂與慰藉的說法依然深信不疑。

前面的章節介紹過小怪獸與大魔王的差別。小怪獸是生理層面的依賴，突然停止或減少攝取壞糖之後，陸續產生一些身體不適的現象，稱為戒斷症狀；而大魔王則是心理層面的依賴，深信含有壞糖的食物是一種獎勵，能讓人愉悅且有益身心。每次吃或喝了含有壞糖的食物，暫時緩解戒斷症狀，總讓人誤以為那種感覺就是真正的解脫或快樂。而一旦採取最強硬的方式對抗被剝奪感，就不可能成功，因為壓抑戒斷反應的時間越長，最終投降的那一刻，解脫與幸福的感受也越加強烈。靠意志力戒癮的方法只能征服生理性依賴，自以為只要長時間不用成癮物質，最終將會完全免疫，欲望也會隨之消失。而意志力戒癮法卻忽略了心理性依賴，當你覺得自己為了戒癮做出很大的犧牲，心理上反而會產生更強烈的渴求與依賴。

不僅僅是小怪獸能喚醒大魔王，還有許多事物能觸發心理依賴，例如：創傷、社會誘因、味道、照片等等。只要你讓大魔王常駐於腦中，內心就會變得脆弱，容易產生被剝奪感，還極為渴望壞糖。靠意志力犧牲和控制自己欲望的人，確實能在幾天內解決掉小怪獸，卻無法徹底擺脫大魔王。**所謂的成癮個性只不過是戴了面具的大魔王。**

只要抱持開放的心態，戒癮並不難。若你堅持自己有先天的成癮性格，並緊抓著藉口不放，代表你無法打開心房，將永遠受糖癮所奴役。即使成癮個性或成癮基因真有其事，而你也確實有這樣的缺陷，輕鬆戒癮法仍然非常有幫助，只要擺脫迷思和成見，心理依賴自然解決，戒癮更不成問題。

填補心靈空虛

為什麼有些人比較容易成癮？為什麼有些人吃一點點巧克力就滿足，而有些人卻吃了一整盒還停不下來？這是否意味著有些人天生就容易成癮？這兩者之間確實有所區別，然而，這種區別的原因並非先天基因的缺陷，而是受到制約。我們從小到大受到各種制約，例如：教養、同儕壓力、教育、收入、機會等等。

從我們出生的那一刻起，就注定面對人生的空虛感，有時候就是沒來由的感到空虛、惆悵與沮喪，父母和身邊的人若給我們足夠的愛與關心，能稍微填補心靈上的空虛。然而隨著年紀增長，我們發現世界並沒有想像中的美好，社會有許多黑暗面，空虛感又再度襲來，我們只好用這些事物填補，包括：海洛因、朋友或追求更高的社經地位。許多人因此離不開吸菸、酒精、暴飲暴食和其他成癮症狀。對於某些人而言，由於他們的成長背景、所處環境或是其他因素，他們的空虛感比其他人更加強烈。

這些因素將決定我們的飲食方式與習慣，也形成生活中無形的約束。有些人因為預算不多，一個禮拜只能買一包餅乾。而有些人可以邊工作邊吃東西；有些人則不行。若是生活毫無約束，在心理成癮作祟下，我們肯定會吃更多壞糖。

深陷成癮陷阱的人因為受到制約，他們刻意創造機會攝取成癮物質，即使花費大把鈔票也在所不惜。你可能會認為這種情況應該已經無藥可救，不過我們的輕鬆戒癮中心仍遇過無數公認為無藥可救，最後卻成功戒癮的案例。他們靠著消除成見與迷思，幫助他們認清事實。

除了難以戒癮的人，當然也有某些人完全不受誘惑，也不會落入成癮陷阱。他們非常幸運，即使巧克力近在眼前，香氣撲鼻，他們仍無動於衷，這似乎非常人所能做到的事。而成癮者喜歡與同樣患有飲食失調的人相處，有一群「愛吃」的人一起大吃大喝，讓自己覺得不孤獨，使自己吃得更為放縱。多數人通常有著類似的性格特質：性情不定、性格與脾氣極端、心情轉變之大、對於壓力、焦慮、不穩定高度敏感。飲食失調問題是不是這些性格特質所導致？

還記得你在第五章看過的內容嗎？壞糖成癮者和非糖癮者最大的差別就在於，後者對於含有壞糖的食物毫無欲望，**一旦吃了壞糖，就激發想吃更多壞糖的欲望。**

成癮者之所以喜歡與患有飲食失調的人相處，看似熱鬧地大吃大喝，毫無壓力。但真正相聚的原因其實是逃避他人的指責。若大家都愛吃，就沒有人會阻止自己吃東西。成癮者都明白自己的飲食過於瘋狂、不知節制，這樣的行為是傷害自己的身體。若身邊圍繞著意氣相投的人，便不會凸顯自己失控或可笑。此問題並非無法解決，一旦擺脫糖上癮，壞糖對你的性格、自我感覺和健康的有害影響也將隨之消失，壞糖不只影響身體健康，也跟情緒波動脫不了關係。糖上癮並非天生的基因所造成，卻深深影響個性與情緒。

我們總以為自己一輩子離不開甜食，沒有甜食就活不下去，有些人還說服自己是天生性格基因缺陷，其實一切都只是成癮問題，導致你認知扭曲，更無法逃離成癮物質的魔爪。

歷史證據

若真有使人容易成癮的基因缺陷，全世界歷史上成癮者的比例應保持相當穩定，但事實並非如此。舉菸癮為例，一九四〇年代有八十%以上的英國成年男性有尼古丁成癮的問題，時至今日，菸癮者的比例已經降到二十五％。西歐和北美大部分地區也有同樣的趨勢。

難道半個多世紀以來，西方國家帶有成癮基因的菸癮者比例急劇下降了五十五％？西方國家的菸癮者比例下降的同時，亞洲的吸菸人數卻大大增加。若是真的有成癮的先天基因缺陷，菸癮者比例怎麼會如此快速地上升和下降？甚至會在不同地區之間移轉？

認清你的敵人是誰

許多人看到這不禁想未戰先降，同時要面對小怪獸和大魔王兩個敵人，勝率極低。但若你洞悉小怪獸（生理依賴）和大魔王（心理依賴）的運作模式，以及如何操控你的生活，知己知彼，征服牠們其實沒有想像中困難。

第一次攝取壞糖後，小怪獸悄悄在你心中萌生，當時可能年紀尚小，對自己吃了什麼食物絲毫沒有印象。同時我們也就深受大魔王影響，當時尚未有獨立思考的能力，也還沒意識到事情的嚴重性，就已被灌輸錯誤觀念，使你相信甜食等於獎勵。而諷刺的是，灌輸給你這種觀念的人通常是對你最有影響力的父母，他們以為如此獎勵是表達愛與關心的一種方式。連最親的人都是如此，我們當然不疑有他！不斷用含有壞糖的食物餵養身體裡的小怪獸，哪一天不給牠糖吃，牠就搞得你不得安寧，那種感覺不易察覺，宛如輕微的搔癢感，卻悄悄觸發了大魔王。

大魔王並非生理成癮，而是心理依賴，由於長期受外界錯誤資訊洗腦，使你相信壞糖帶給你愉悅的心情，或提供精神慰藉。大魔王將小怪獸的不安躁動解讀為「身體需要糖」的渴望。假如從一開始壞糖就沒有進入體內，也不會產生渴望，你也不需要為了滿足渴望而費盡心思。每一次吃進壞糖，總能暫時撫慰體內蠢蠢欲動的小怪獸，才會有一種壞糖讓人感到舒服的錯覺。

實際上，糖上癮者只是從戒斷症狀的痛苦與不安中，稍稍回復到原本的狀態，一次又一次渴求壞糖，只為了消除戒斷症狀的不適感。而不受糖上癮制約的人根本不會落入此惡性循環，他們長期保持良好狀態，滿足感油然而生，毋須外求。

壞糖上癮者以為自己能藉此回復到最原始的狀態，感受那真正的滿足與幸福感，而你一旦吃過壞糖，就再也回不去了。不妨回顧一下第四章的圖表（第六十七頁），每一次攝取刺激物質，身體對於刺激物質的耐受性都會增加，所以，每攝取一次糖分，下一次就要攝取更多糖分才能達到同樣的興奮程度。若停止攝入糖分，情緒更是馬上陷入谷底。用糖分餵養小怪獸的時間越長，你越難感受到幸福，也就越來越依賴糖分。這就是為什麼吃含有壞糖的食物從未讓你真正感到滿足，只想一口接著一口吃下去，永遠停不下來。

由於心理上過分依賴，你以為壞糖是唯一能填補內心空虛的食物，但壞糖才是造成空虛感的元兇。成癮由三個部分所構成：輕微的生理不適與低落、心理上的渴望與依賴、成癮者感到羞愧與自我厭惡。三種負面情緒彼此交織、糾纏著你，變成一種你覺得「還算可以」的狀態，久而久之，也將就接受這是自己所能達到最好的境界了。

雖然不易察覺小怪獸的存在，影響尚屬輕微，但小怪獸引發的大魔王卻能使你的生活陷入絕境。一旦內心的大魔王被喚醒，被剝奪的意念充斥大腦，反而讓內心的渴望如排山倒海般席捲而來。有太多錯誤的資訊，使你相信可以從中獲得快樂，想要完全不受影響確實有一定的難度。你唯一獲得的「快樂」就只是稍稍舒緩了戒斷症狀的不適，最後仍會陷入不滿足與罪惡感的輪迴之中。

面對問題

現在你已瞭解糖上癮與先天性格無關，而是多年來受洗腦的影響。糖上癮者多少渴望能像非成癮者般，享受無糖的快樂，但他們內心深處仍有些抗拒成為非成癮者，為什麼會如此懼怕戒癮？因為他們相信壞糖是非常重要的精神支柱。只要心存此念，內心的衝突就會令你招架不住，要你戒癮簡直是要你的命！希望自己有能力掌控全局，消除內心的矛盾。

但成癮多年者心如死灰、無心改變，因此產生鴕鳥心態，只想逃避問題。他們欺騙、矇蔽自己，和其他成癮者聚在一塊，共同逃避問題、一笑置之，但其實內心深處都知道問題的嚴重性。若不試圖改變，成癮問題將一輩子如影隨形，別再妄想有神奇魔法帶你跨越困境。

是時候做出改變了，請你抬起深埋沙坑的頭並看清現實！事實其實並不可怕，毋須神奇魔法，只需有效的「輕鬆戒癮法」，改變的力量就掌握於自己手中。

第十項指示：無視於非輕鬆戒糖法的建議。

一旦克服逃避的心態，認清自己有糖上癮的問題，就是朝目標跨出一大步了。你願意採取行動解決問題，首先就是解決大魔王，只要消除內心依賴，體內的小怪獸根本無法存活，問題迎刃而解。

好消息是，你已經準備要解決大魔王了。也明白想要解決它，就必須看清甜食所帶來快樂的錯覺。我們受父母、朋友、榜樣、食品業者、醫學界、政府，以及其他自稱「專家」的人長期洗腦，因而產生甜食能帶來快樂的錯覺。他們並沒有惡意，也沒有要害人，只是他們也被灌輸如此觀念。雖然有些人受洗腦的程度較為嚴重，但無論嚴重與否，所有「壞糖」上癮者都身陷同一陷阱中，也唯有一種逃脫的方法：**破除迷思與成見，停止攝取壞糖！**

看到這裡，很多人已經知道我接下來要說什麼了，只想趕快翻到結尾。若是跳著閱讀，很難完全消除壞糖的迷思，許多成見還留存心中。要是心中仍有「甜食帶來快樂」的錯覺，戒糖的過程中永遠會有被剝奪的感覺。因此，必須確保你打從心底理解「甜食無法帶給人快樂」，然後順應身體的本能，才算真正成功。

本章概要

- 成癮基因論只是成癮者不願嘗試改變，而替自己找的藉口。
- 上癮者並非天生有成癮的性格特質，相反的，是成癮造成了那些上癮者共有的性格特質。
- 看清甜食帶來的錯覺，就毋須找尋任何藉口。
- 先解決大魔王，小怪獸很快也隨之湮滅。

第十二章

看透錯覺

本章涵蓋

- 相信直覺・習以為常
- 多樣化的迷思・進食的時間點
- 何時停止進食・假性飢餓

回顧人類數百萬年來演化的歷史，即可看出人類當今的飲食方式是如何與大自然背道而馳。

自然界的食物極為複雜且奧妙。有些食物對於某個物種來說是蜜糖，但對另一個物種就是毒藥。自然界提供各物種不同食物，以確保各物種間競爭搶食的情況不會太過激烈。那麼，不同物種要如何分辨哪些食物能吃，而哪些食物又該避免呢？

觀察其他動物的覓食方式，答案便呼之欲出。首先，牠們謹慎小心地接近並攫取食物。獲得食物後，細聞食物的味道，並輕輕觸碰食物。利用視覺、嗅覺、觸覺檢查一翻後，確認食物沒有問題，才放心地大快朵頤。簡單來說，動物用感官來檢查食物，確保食物安全無虞。視覺、觸覺、嗅覺和味覺等感官都是動物用來區分食物與毒物的方法，在這方面，智能派不上用場。感官是一個不可思議的精妙系統，非人類所能控制。那麼，為何人類沒有發揮感官最大的效用？

大家應該同意，人類確實具備與其他動物相同的感官系統。人類看得到、聞得到也感覺得到有毒的食物，盡可能避免食用毒物。若真的不小心吃下去，身體也會馬上產生不良反應，快速排出有毒物質。咖啡就是一個例子，小孩子本能排斥咖啡的味道，但長大後受別人影響，強迫自己的身體建立一種對有毒物質的免疫能力，逐漸懂得「品味」咖啡。你現在終於明白，自己其實是逐漸「喪失」本能味覺，喝酒和抽菸也是同樣的邏輯。大多數人第一次攝取糖分的時候年紀還小，不記得當時的反應。壞糖仿製新鮮、營養的水果帶有的天然甜味，正因如此，我們一開始受壞糖吸引，後來因成癮而無法自拔。

起初是受到壞糖與蔬果相似的甜味吸引，那之後反覆攝取的原因為何？因為我們被灌輸了錯誤觀念，過度依賴甜食並將其與快樂劃上等號。所以我們必須破除甜食帶來快樂的迷思，因為事實擺在眼前：**每個人都「感覺」得出來對自己有益的食物。**

蘋果顏色變深、表皮乾燥起皺、出現異味或變得糊爛都是壞掉的象徵，多數人都看得出來蘋果壞掉不能吃，不需要由標籤或保存期限來告訴你。人類本能蘊藏著數百萬年來大自然的邏輯，並加以整合，其中蘊含極大的智慧。既然人類也擁有這樣的天賦，為什麼我們還要試圖改變味覺，而不相信自己的本能呢？

其他動物皆順應著本能飲食，因此牠們沒有飲食失調的困擾。而人類卻不斷將智能置於本能之上，認為智能是人類的禮物、特有的優勢，而且比本能更有邏輯。但現在是時候該改變這樣的想法了，本能之所以能直接領悟事物本質，是有其精密的邏輯規則。身體並非由人類智能所創造，而是由自然元素構成，所以身體是與自然相呼應的，只有自然法則能夠提供有益身體的指南。能夠使你維持良好體態的健康的食物，就是對你最好的食物，只要遵循這簡單的道理，就能拋開恐懼，不再苦於內心的拉鋸。

第二道防禦

若真的吃進有毒物質，身體的第二道防禦就會立即啟動。生病就是其中一道防線，消化系統盡可能地排出有毒物質，無論是嘔吐或不舒服，折磨到你發誓未來不再犯同樣的錯。許多酗酒的人，隔天嚐到了宿醉之苦，通常會說：「我再也不喝酒了！」這也是另一種自然的身體防禦機制，透過經驗的回饋及後果影響，調整行為。一旦你受到某種物質毒害，身體會產生劇烈反應，避免你再次攝取相同的有毒物質。

第八章列出人類於自然狀態下，身體本能特別喜愛的食物：水果、蔬菜、堅果與種子。依循自然法則，上述食物無疑是對人類有益的食物。有些人想說：「要我只能吃水果、蔬菜、堅果與種子類食物，實在太痛苦，我不想用這種方式戒癮。」請放心，這本書不會限制你只能吃這些食物。

再次強調，本書的主旨是要幫助你享受飲食，並過上真正自由快樂的生活。不需要過度限制飲食也能達成這樣的目標。水果、蔬菜、堅果與種子類食物是人類維繫生命所需能量的主要來源，大自然同時也提供了次要食物，人類的飲食習慣因此有了出錯的可能，次要食物也能提供部分營養，但並不足夠。不妨搭配次要食物與主要食物一起吃，多注意本能的提醒與警告。應該要時常捫心自問，次要食物吃下去是什麼感覺，是否隱隱約約地注意到本能急切地提醒你不要忽略了主要食物，那才是對身體最有幫助的食物呀！

食物吃下肚之前，先仔細看一看、聞一聞，確認這個食物是否能生吃？如果可以，通常是天然健康的食物，若不能生吃，就有可能是次要食物或是有毒的食物，譬如含有壞糖的食物。幾乎所有即食食品或現成的醬汁都含有滿滿的壞糖，看一下成分表就知道這不是亂說，食物經過加工處理的程度不同也會有所影響。

到目前尚未提及肉類，你肯定也想問肉類是主要食物還是次要食物。我會把肉類歸類為次要食物，人類的確只要新鮮天然的蔬果就能存活、維持健康。但我不會阻止你繼續攝取肉類，只要記得大多數的肉類都不宜過度烹調，避免養分流失，只需經過簡單快速的烹煮就美味可口。重要的是不要餐餐都以肉類為主，肉類盡量只佔一餐中的一小部分。

食品業者利用人類能夠適應次要食物的能力，擴展產品口味的開發，從而獲取更高利潤。除了開發更多樣化的口味，也一邊進行廣告轟炸，用特別精心設計過的廣告，試圖說服消費者他們的產品非買不可。人類的肥胖問題可用這樣一個簡單的事實解釋：人類的智能賦予我們傳播錯誤資訊的能力，以至於我們不覺得自己的飲食習慣出了什麼錯，也無從覺得自己有錯，更因為習以為常，日常生活中充斥著各種次要食物，人類漸漸忽略主要食物的重要性。

智能不該用於傳播錯誤資訊，而是用來看清事實、突破當前困境。換句話說，運用智能認清事實，就能看透錯覺、消除迷思，重新思考自己真正喜愛的食物是什麼。當你識破錯覺，自然會感覺到飲食的美好，每一次飲食都會是真正的享受與幸福。

多樣化的迷思

許多人常認為健康的飲食過於單調、無趣且不好吃，就因為有這樣的迷思，才會產生恐懼與擔憂，害怕戒癮或改變飲食習慣，讓我們深入討論人類飲食多樣化的迷思。

超市的食品琳瑯滿目、種類繁多，我們常聽到飲食應多樣化，飲食多樣化指的是各種顏色的蔬果都應均衡攝取，但我們卻以為甜點、零食也應該要多樣化，如此正合了食品業者的意，他們出越來越多種不同顏色與口味的零食。產品的市場規模越大，相關產品也會如雨後春筍般出現，請仔細思考一下你在這樣的市場中扮演什麼樣的角色。光是早餐穀物片就有各式各樣形狀和口味，雖然架上有幾十種不同的品牌和口味，但你每一次都會換口味嗎？你會嘗試各種口味，還是你忠誠度很高，每次都只挑同一種？多數人面對五花八門的早餐穀物片，通常只會重複購買自己吃得最習慣、最喜愛的那一個。香菸也是如此，香菸的品牌繁多，但吸菸者通常只會重複購買他們最喜愛的牌子，始終如一。如果他們在某間店找不到特定牌子的香菸，仍會堅持地前往別間店尋找。**成癮者自認喜好多樣化的飲食，其實不然。**

仔細看看超市或市場蔬菜、水果的區域或攤販，根本不必擔心健康的飲食單調無趣。

你會發現蔬菜、水果比其他任何人工食品更為多樣化。仔細觀察擁有健康飲食習慣的人，他們的飲食多樣性通常都顯現在主要食物，譬如說，晚餐吃一樣肉類和三樣蔬菜，肉類大多是從雞肉、豬肉、牛肉、羊肉等四種肉類擇一，蔬菜的選擇可就多了，豌豆、胡蘿蔔、青豆、洋蔥、萵苣、番茄、白菜、菠菜、花椰菜等蔬菜都常出現在餐桌上。

針對大家平時愛吃的蛋糕、餅乾進行成分分析，最基本的三種成分就是奶油、麵粉和糖分，將這三種成分分開來看，本身都沒有什麼特別的味道。即使從飲食中去除奶油、麵粉和糖分，對你也不會有任何損失，更不會影響飲食的多樣性，飲食也不會因此變得單調無趣。你只是為了滿足成癮而產生依賴，才會想要繼續吃含糖食物。

進食的時間點

慎選進食的時間，與選擇食物同等重要，許多人對於進食的時間與頻率也有諸多迷思。第八章討論人為何需要飲食，當然不是因為閒閒沒事，也不是為了尋求食物慰藉，更不是盲目遵守的常規。飲食的真正目的是提供所需的營養，維持身體正常運作。飢餓感是一種信號，提醒我們應立即補充營養。

飢餓感如同汽車的油表，好讓我們充分規劃行程以及加油量，以免油量不足。回想一下你的車子多久加一次油，一次加多少油，你會完全不管自己的使用量，每天都於同一時間加同樣公升數的油嗎？若真的如此，可能會因為加了過多的油，對車子產生不良影響。

許多人也是如此對待自己的身體，無論飢餓與否，每天一定要在同一時間吃飯，每天吃著大致相同的食物，多餘的燃料就變成難纏的脂肪，囤積在身體不同部位，無形之中損害你的身體。

如何判斷汽車加油的時間點？不太可能憑感覺，一般人都是根據汽車裡的油表，判斷還能跑多少公里。不會有人看到汽車的油表顯示滿格，卻還急著找加油站。最好的加油時機應該是什麼時候？最保險作法是油表顯示大約還有四分之一時，就要準備去加油站。

飢餓感是大腦發出的自然信號，提醒你身體的燃料不足了，有些人只要一感受到飢餓的信號，就會急著進食，極其輕微的飢餓感都無法忍受。也有一派說法認為，腹中飢腸轆轆，讓人更能體會到食物的美味以及飲食的樂趣。若肚子一餓就馬上進食，永遠無法享受到食物的美味。你是怎麼想的呢？

將飢餓的程度想像成汽車的油表，切分成二十格，零代表完全沒油，二十則是滿油的狀態。套用於評估飢餓感，十以上表示飢餓感已獲得滿足，七到十是輕微飢餓的狀態，三到七則是高度飢餓感。油表的指針指到三到七的範圍內，才是應該進食的時機。雖然指針徘徊在七到十之間會出現些微的飢餓感，但這時候還不需要進食，因為第一次接收到飢餓信號時還不用急著進食，稍微等一下，更能享受飲食的樂趣與美好。

剛開始出現的輕微飢餓感並不會讓人感到痛苦與不適。除非指針已經指到零，然後又停留在高度飢餓感的狀態過久，身體過度承受飢餓，才容易傷身體。有時候心思被其他事物佔據，甚至連輕微的飢餓都感覺不到。而有些時候，明明不太餓，但一聽到某個人講起他們前一晚吃的某間餐廳，食物有多美味，聽著聽著就更飢餓了，這種時候產生的飢餓感並不代表你真正的飢餓程度。我們只要聞到食物的香味，或是看到美食，輕微的飢餓感很容易就變得難以忍受，巴不得馬上吃到東西。小心！食品業者也會利用這類吸引消費者的技巧，即使身體已攝取足夠營養，還是忍不住想繼續吃。

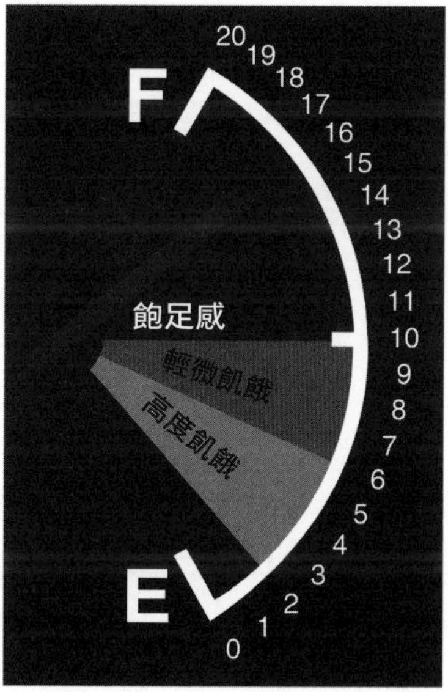

首先要認清自己的飢餓程度，才有辦

法解決飲食失調的問題。一旦飢餓感來襲，先弄清楚到底是真正的飢餓，還是假性飢餓？就能不受外界各種刺激左右你的飢餓感和飲食方式，面對食物的香氣或廣告的視覺刺激也能不為所動。或者乾脆做其他的事，轉移注意力。如果飢餓感揮之不去，為了讓食物嚐起來更美味可口，就把飢餓感當作是為了更愉快的飲食而努力。這不是剝奪飲食的權利，正好相反，這是確保你能體會到飲食的樂趣。大多數人都很幸運，食物不虞匱乏，不像野生動物需要冒著生命危險找尋食物，時時擔心著下一餐是否有著落。也不像飽受飢荒之苦的難民瀕臨餓死，你們要怕的只有餐餐大魚大肉、口味重甜重鹹而衍生的疾病。只要順應自然提供人類的信號，身體真正有需要才進食，這樣的飲食習慣將帶給你嶄新的體驗。

千萬別誤會，本書並非要破迫使你挨餓，只是希望你能好好規畫自己的飲食，吃的剛好實際，讓每一餐發揮最大的效益。許多人因為缺乏計畫，常常趕時間就隨手拿了方便快速卻容易上癮的垃圾食物。此外，餓過頭的時候也特別容易做出錯誤的決定，尤其是有事耽擱用餐時間，或猶豫不決想不到要吃什麼的時候。

何時停止進食

瞭解進食的時間點是享受飲食的關鍵，而懂得適可而止地飲食才能真正享受人生。

以汽車為例，汽車的油量需要適當控制，太多或太少都會傷害愛車。許多人認為油箱保持在滿油的狀態才會有安全感，這樣對車子真的好嗎？會不會反而無法發揮最佳表現？油加得過多，車子會越沉重，並增加油耗。詢問任何一位專業的賽車技師，他們都會告訴你，必須經過精確計算才能得出賽車過程中最佳的加油點，為了確保最後的勝利，必須算出賽車跑完全程的油量是多少，不能多也不能少，將油箱中的燃油量降到最低，賽車的重量越輕，速度也就越快。飢餓感就是人類天生具備的實用訊號，你不需要精確計算，大腦自然會提醒你。

如前所述，三到七之間是高度飢餓感，這時候確實該進食，不能再繼續挨餓。七到十之間是輕微的飢餓，這個範圍內的飢餓感通常不太明顯，這時候進食，也感受不太到食物之美好。指針落到十以上的範圍內，代表飢餓感獲得滿足，是時候該停止進食。假如這時候還繼續吃，便容易導致飲食過量！

細嚼慢嚥有助於身體提高食物的吸收比例，身體吸收充分的營養，食欲自然降低。切勿狼吞虎嚥，吃東西速度快，大腦永遠感受不到吃飽的滋味，也容易飲食過量。

無視飲食過量，仍持續進食，以致過飽，不僅會給身體帶來不適，還會摧毀飲食的樂趣。你甚至會怪罪身體的自然機制，怎麼沒有發出警訊提醒？

身體確實有發出警訊，飲食的原則是不過飢、過飽，飢餓感無形之中增加了食物的美味程度，相對的，吃得過飽，再美味的食物到了嘴邊也變得索然無味，這樣的警訊還不夠明顯嗎？自然機制的設計就是如此，一旦飢餓感獲得滿足，進食的欲望和飲食的樂趣自然消退，問題在於我們常無視這些警訊。

無論是巧克力、糖果、麵包、義大利麵、糕餅、白米等含有「壞糖」的食物，這些食物幾乎不含任何營養成分，動物的本能甚至不認為這些東西可以稱得上是食物，所以我們常不知不覺吃完整盒巧克力、整包餅乾，或滿滿一大碗義大利麵，即使吃到過撐、噁心想吐又充滿罪惡感，還是無法獲得滿足。

長期受外界資訊轟炸，我們逐漸遺忘傾聽本能的聲音，也忽略了人類早已演化出的飢餓機制。學著與飢餓感做朋友吧！剛開始感到飢餓，先別急著吃東西。進食的當下也要特別留意，你會慢慢感覺到本能發出的訊號，提醒你該停止進食了。

不用擔心自己感受不到，因為這些感受出自於本能，自發性的內在訊號要比想像中簡單多了。一旦身體吸收到必需的營養，它就會發出「已滿足」的訊號，進食的欲望也會隨之停止。

我們平常喝水也可以好好利用這樣的機制。水不是喝越多越好，還要喝得對，才能發揮最好的功效。你不會喝到肚子撐得受不了才停下來，通常只要解渴了就好。進食和喝水一樣，吃了對的食物，攝取足夠的營養，自然就會停下來。

相對的，攝取的食物無法提供身體所需要的營養，大腦不會發出「已滿足」的訊號。為了獲得滿足感，只好不斷地吃東西，反而會越吃越餓，胃部無法得到滿足，在經常缺乏營養的情況下，就會出現暴飲暴食現象。結論就是：**缺乏營養容易導致過量飲食。**

假性飢餓與垃圾食物的巔峰

上癮引發的生理戒斷症狀與輕微的飢餓感類似，感到空虛、焦慮不安，但因為細微而不易察覺，不過，這種感覺是由壞糖成癮造成，與本能的飢餓無關。必須等到你再次攝取壞糖，上癮所帶來的不適感才會消失。

吸菸者滿腦子全是想吸菸的想法，才抽完沒多久就渴望下一根菸，酗酒的人無法克制自己再喝一杯的欲望，一喝即停不下來，毒癮者不擇手段只為了下一次毒癮來臨之際有毒可用，這一切都是成癮所致。這些滿足渴望、舒緩不適的事物，正是痛苦的根源。其中最痛苦的還不是生理層面的疼痛，而是精神層面的自我折磨。

當你明白壞糖不僅無法緩解痛苦，還是痛苦的根源，自然就不會想再攝取糖分，擺脫壞糖指日可待，更棒的是，完全不會經歷內心的掙扎和痛苦。攝取糖分確實能暫時緩解假性飢餓，不過，長期攝取大量糖分只會導致食欲異常，用這種方式緩解飢餓，很可能幾分鐘後就再次感到飢餓，導致胃口被養大，一次比一次攝取得更多。實際上成癮就是使人無時無刻想要更多，越來越不容易感到滿足。

因為壞糖是無益的碳水化合物，不含身體所需要的營養物質，所以無法真正消除飢餓感。人類不能從無益的碳水化合物獲得滿足，自然會想要吃個不停，吃到身體無法負荷，導致許多人患有肥胖與糖尿病等症狀。人類攝取壞糖的量非常驚人，我們的生活充斥著大量的垃圾食物，因此排擠了真正有益身心的食物。不僅如此，隨著垃圾食物越來越多，人類「飲食垃圾化」的趨勢越發嚴重。人類是攝取最多垃圾食物的物種，我們已經到達了「食用垃圾食物的巔峰」！這絕對是一場災難，人體根本無法負荷如此大量入侵身體的壞糖。

分清楚真性飢餓與假性飢餓，你會發現唯有透過吃正確的食物，滿足真正的飢餓感，就能避免假性飢餓出現，避開讓你暴飲暴食的陷阱，盡情享受飲食與生活。

本章概要

- 人體的感官被賦予分辨食物與毒物的能力。
- 打開感官，仔細感受什麼是對你好的食物。
- 次要食物不是不能吃，但要小心，不要讓次要食物佔據我們飲食的一大部分。
- 觀察身體發出的訊號決定飲食的頻率，更能享受飲食的樂趣。
- 唯有戒掉糖上癮，才能避免「壞糖」造成的假性飢餓。

第十三章

最愛的食物

本章涵蓋

- 背後隱藏著什麼？
- 自然的證據 • 營養的證據
- 準備拿回主控權

整本書中，我常提到「喜愛的食物」，也跟你保證過，看完這本書，你能夠無拘無束地吃喜愛的食物，無論何時吃、吃多少都沒有限制，而且依然能維持理想體重與身材，不必痛苦節食或努力健身，更不用辛苦依靠意志力或任何小技巧，也不會感到痛苦或被剝奪。

你可能以為我在玩文字遊戲，技巧性地轉化了「喜愛的食物」其中的涵義，只為了要符合「輕鬆戒糖法」的理念。若要成功實行這個方法，你心中對「喜愛的食物」的定義確實必須有所轉變，一定要和閱讀這本書之前的觀念不同，才算達到目標。輕鬆戒糖法不是騙術或祕術，因為各種對糖的迷思，才是最可怕的騙局。輕鬆戒糖法只是幫助你打破迷思。

如前所述，許多常見的迷思大多是食品業者長期對消費者洗腦的結果，輕鬆戒糖法只是幫助你看清事實，不受錯覺矇蔽。若是心存疑慮，不妨翻回第七章重新看過一遍。

前面曾提過精製糖業快速成長的原因，精製糖業仿製天然蔬果甜味的產品，誘使我們購買，導致很多人因此成癮。隨著市場擴張、市場行銷手法不斷推陳出新，比以前更有說服力，加重被洗腦的程度，把這些不健康的食品當成寶，深信自己喜愛這些食品。澱粉類和加工過的碳水化合物在其原始狀態下是無味、不易消化且毫無吸引力，吃了如此多含糖的加工食品，也難怪多數現代人病痛纏身。

若你仍不相信蔬菜和水果才是人類本能喜愛的食物，仍堅稱自己喜歡奶油蛋糕或巧克力餅乾勝過其他所有食物，代表你還沒完全看破錯覺與迷思，你需要更進一步看清楚事實。

未受汙染的味覺

不妨藉由觀察小嬰兒的飲食偏好，學習關於自然本能的知識。小嬰兒出生後本能地渴望母乳，這就是人類與生俱來的運作方式，確保自己受到最好的食物所吸引，找到最有益的食物，並滿足生理需求。

隨著小嬰兒逐漸長大，練習斷奶，開始學習吃固體食物，這時候水果就是他們本能渴望的食物。嬰兒食品製造商因而提供了各種各樣的副食品，超市貨架上擺滿各種便利的現成罐頭，無論是肉泥或果泥應有盡有，其中果泥才是最適合小嬰兒的食物，肉泥的味道則需要花時間習慣。然而，罐裝的現成果泥為人詬病之處在於添加了大量壞糖，並經過多道加工程序，我們居然敢給小嬰兒吃這種非天然的食品。

從嬰兒階段進入蹣跚學步的幼兒階段，喜愛水果的程度仍勝過其他食物。我們愛吃的食物或多或少都添加水果口味的色素、香料、調味料，無論是水果口味的布丁、蛋糕或糕餅都令人難以抗拒。但如果這些食物沒有經過加工調味，還會好吃嗎？你也想想看，如果布丁、蛋糕和糕餅的調味料改成雞肉或牛肉口味，還會有人買單嗎？你能想像吃到牛肉口味的奶油蛋糕是什麼感覺？絕對令人作嘔，巴不得馬上吐出來。當然，我們還是會用肉類當作調味料，增添鹹派、義大利麵和洋芋片等澱粉類或加工過碳水化合物的風味。

製作甜點時，常會加入檸檬、草莓、藍莓、櫻桃、香草、杏仁等水果調味，或是其他從蔬菜、水果和堅果種子類食物提取出來的調味料，不然根本淡而無味、難以下嚥。

飲料的調味也不例外，大多是以黑醋栗、柳橙、檸檬、橘子、草莓、覆盆子、桃子、鳳梨、香蕉、芒果和蔓越莓等水果口味為主。不只軟性飲料，酒精飲料也是如此，除了一般的葡萄和啤酒花可製成葡萄酒和啤酒，有人也會採用天然杜松子、蘆薈、柳橙、檸檬、櫻桃、杏桃作為原料，加工成天然佳釀。

毋庸置疑，水果的味道比其他食物對我們更有吸引力。原因很簡單，自然法則就是如此，因為水果能提供人體所需的大部分營養，所以人類本能地偏愛水果。

正如人類能透過觀察小嬰兒的行為喚起本能，我們也可以向黑猩猩學習，黑猩猩是與人類演化血緣最近的動物。人類與黑猩猩不只遺傳結構相當近似，DNA編碼相似度更高達九十八%，而且都是同時攝取動物性和植物性食物的雜食動物，本能喜愛的食物也都是水果。黑猩猩的飲食中水果大約佔了六十%，而只有大約五%是肉類和昆蟲。

根據研究顯示，雄性黑猩猩的狩獵行為是為了展現牠們的英勇無畏，如果能選擇，黑猩猩寧願吃水果與葉子就好。

你有沒有想過黑猩猩的飲食是否夠多樣化，疑惑牠們是如何攝取到足夠的維生素與礦物質？黑猩猩與人類演化血緣是如此相近，但牠們卻比人類強壯得多，也更為靈活，似乎沒有精力耗盡的一天，也不像人類飽受肥胖問題和飲食失調等病症折磨。黑猩猩與人類的遺傳結構如此近似，為何會出現這樣的差異？

之後如果又有營養師或醫師質疑你的飲食缺乏某些特定營養素或食物，特別是澱粉類食物，你就不會再因為無知而被混淆視聽。看一眼黑猩猩的飲食就完全清楚明白，沒有任何飲食指示可以超越自然法則。幾乎所有動物都遵照自然法則過生活，唯獨人類以及受人類飲食汙染、支配的動物例外，依循自然法則生活的動物明顯都是身體健康、體格健壯的完美典範。有些人可能認為大象、河馬或海象等動物看起來超重，實際上牠們天生碩大的體型是為了生存所需。

羚羊、獅子、老虎、猿、狼、大猩猩、老鷹等動物都比人類更強而有力、敏捷靈活。很多小動物也如小巨人般短小精悍，完全勝過孱弱的現代人類。這些動物不需要特別上健身房、慢跑或舉重，也能維持健康，且同一物種的身形、肌肉質量和體格不會相差太多。牠們有何共同點？這些動物在自然的狀態下，不會攝取精製糖、澱粉類或加工過的碳水化合物，飲食中完全沒有壞糖的蹤影。

水果

即使黑猩猩有如此多食物可供選擇，但水果還是其首選。因為多項證據顯示，水果所含的水分比率與人體相似，是大自然賜予人類最棒的食物，重要性勝過任何其他食物中的營養素。

快速又方便

水果方便取得，無需特別準備，不需要狩獵追逐或是與獵物對抗，就能輕鬆取得。再說，水果易於消化，人體消化吸收的過程不用消耗太多能量，也不會留下過多難以消化的殘渣。

營養價值高

水果含有人體所需的大量維生素與礦物質，是幫助人體健康成長、發育茁壯的最佳營養來源。重點是易於消化吸收，如果食物進入體內到食物消化吸收之間的時間相隔太久，這段時間容易讓人不小心吃進太多食物，人體快速消化吸收水果的營養素，能避免暴飲暴食。

水分

人體的組成成分中，水的含量占了非常大的比例，維持人體的細胞正常運作，人體缺乏水分就無法存活。水果的水分含量非常高，人類可以從水果等天然食物中獲得水分。

消暑聖品

炎炎夏日的消暑聖品當然非水果莫屬，水果清涼解渴，同時又能緩解飢餓感。

口味豐富多樣

人類從嬰兒時期尚未受外界資訊干擾，就愛上水果的味道，水果也會是我們一生回味無窮、魂牽夢縈的好滋味。而且水果的口味豐富多樣，口感清甜誘人，不僅不會吃膩，也不需要特別料理，本身的味道就好極了。

雖然穀片、餅乾和巧克力推出各式各樣的口味，但是說實在，每種口味大同小異。然而，每種水果都有它獨特的風味，我們很容易分辨。

回想一下這些食物的味道：

- 蘋果
- 梨子
- 桃子
- 香蕉
- 鳳梨
- 梅子
- 橘子
- 葡萄
- 蜜橘
- 甜瓜
- 芒果
- 杏桃
- 櫻桃
- 奇異果
- 石榴
- 草莓
- 覆盆子
- 黑莓
- 藍莓
- 黑醋栗
- 紅醋栗

價錢的迷思

價格高低仍為現代多數消費者購買食物時的首要考量。很多人認為營養價值高、品質好的食物肯定比垃圾食物來得更貴，這樣的迷思廣泛存在於許多人心中。下一次準備買零食解解饞時，特別注意看一下標價，一盒巧克力的價錢大約可以買兩顆蘋果，一個蛋糕的價錢甚至能買五到六顆蘋果！下一次採買食物，不妨自行比較一下健康食物與垃圾食物的價格差異，或許能掃除健康蔬果價錢昂貴的迷思。

準備付諸實踐

儘管我們長期受錯誤資訊洗腦，內心深處卻是明白水果對人體健康非常有益，壞糖吃多了有害健康。親朋好友如果生病住院，你免不了要帶禮物探病，究竟送什麼食物才恰當？是送新鮮水果，還是蛋糕、糖果？

一直以來深信壞糖能帶給人快樂，這種觀念早已根深柢固、難以動搖，讓我們常深陷內心拉鋸，無法自拔。戒糖後的生活都還是未知，面對未知，人們有種天生的恐懼。害怕失去療癒人心的壞糖，感到無所適從。

想要戰勝內心的拉鋸，有效解決糖上癮問題，請先消除心底深處對壞糖強烈的渴望。正是壞糖讓人產生如此強烈的渴望，落入惡性循環。因此，戒癮最好的方法就是完全停止攝取壞糖，藉此斷絕持續出現的生理戒斷症狀。唯有徹底消除心理依賴，戒糖過程才有辦法盡可能輕鬆並長久維持。

只要你願意敞開心胸，其實不難看清事實，你會慢慢感受到心理依賴逐漸消退。一旦破除迷思，你再也不會受錯覺矇蔽。本書提供許多證據，不限於輕鬆戒糖法，因為不少自然主義者與營養學家觀察我們所處的世界，都曾提出許多相關研究之實驗證據，這些資訊隨手可得，大家不妨多汲取這類知識。

為何幾乎無人質疑過自己愛吃的食物是否有問題？因為食品業者頻頻洗腦我們，使我們上癮，逐漸忘了思考自己的飲食習慣，一味接受別人灌輸我們的飲食觀念。若是食品業者沒有使用此銷售技巧，食品產業不會有今日如此龐大的規模。

誘使更多人對壞糖上癮，食品產業就能從中獲得龐大的經濟利益。你以為你有權選擇自己喜愛的食物，然而事實並非如此，你必須意識到你的飲食偏好不是按照自己的意志所選擇的結果。多數人第一次吃到精製糖、澱粉類和加工過的碳水化合物時年紀尚小，毫無反抗地接受錯誤資訊，深信壞糖食物美味、誘人、令人愉悅，更是幸福感的來源！

請你捫心自問閱讀本書的動機，也許你自己也感受到許多觀念出了問題。現在你很清楚，含有壞糖的食物和飲料無法提供身體所需的營養，本身也沒什麼味道，需要添加來自蔬果或其他真正食物所提煉出來的香料。

你也明白當你不斷說服自己，甜食讓人得到精神上的慰藉，乃人生一大樂事，是生命不可或缺的要素時，都是糖上癮造成的。

只因為壞糖暫時緩解了戒斷症狀的痛苦，才會產生快樂、滿足的錯覺。假如從來就沒有糖上癮的問題，也不需要藉由攝取糖分來緩解不適。打個比方，當你一整天都穿著過緊、不合腳的鞋子，難道只為了享受脫掉鞋子那一刻的舒服感受嗎？

現在大家已經準備好破除迷思和錯誤觀念，重新掌握自己飲食的選擇權。談到戒糖，當然不能不提到代糖，代糖也是一個非常重要的主題。

本章概要

- 水果是人類與生俱來喜愛的食物。
- 黑猩猩是與人類演化血緣最相近的動物，黑猩猩的食物首選也是水果。
- 水果與蔬菜符合自然法則，含有人體所需要的營養素。
- 人類天生喜愛水果與蔬菜的味道。
- 水果與蔬菜容易消化吸收。
- 水果與蔬菜提供人體所需要的能量。

第十四章

代糖

本章涵蓋

- 甜味劑・替代療法
- 邏輯缺陷・代糖安全嗎？
- 不做糖癮的奴隸

也許你認為代糖能解決糖上癮問題，因為其只提供甜味卻沒有熱量。然而，代糖不僅無法治癒糖上癮症狀，還會讓人越陷越深。

現代人逐漸開始注重健康飲食的觀念，食品產業因此發掘了另一龐大商機，各種食物和飲料都推出低熱量的「節食減肥」品項。這些品項標榜零熱量，卻添加人工甜味劑營造美味可口的假象，提供你極度渴望的甜味，你以為這些食品吃得開心，又能減肥。

雖然許多理論都說，代糖能夠減少熱量攝取，進而達到瘦身效果，但這根本是一派胡言。光是將代糖稱為「人工甜味劑」就是一個錯誤的開始，似乎暗示除了代糖以外的糖分都天然無害。很多人對人工甜味劑還存有安全疑慮，以蔗糖為主的製糖公司剛好能藉此標榜自己的產品較為天然健康，更能在市場上站得住腳！糖分確實是提煉自天然食物中的成份，但是經過加工和精製就不再「天然」了。

大家可能會因代糖的名稱叫「人工甜味劑」而有所誤解，首先釐清任何添加於食物或飲料中，為了增添甜味的物質，包括所有加工、精製過的糖，都算是人工甜味劑。

是否有人思考過，為什麼要在食物中額外加入增添甜味的物質？難道不能只吃食物的原味？其中一個原因，為了讓原本平淡無味的食物變得誘人。另一原因則是你已經成癮，需要添加大量糖分的食物，渴望從中獲得快樂與滿足。

替代療法

很多人認為代糖能夠治療糖上癮。我們先來談談替代療法是什麼，替代療法常用在戒癮治療，是很受歡迎的一種戒癮方式，將生理與心理兩個部分拆開處理，替代療法主要是消滅生理層面的成癮問題。臨床上有許多使用替代療法治療菸癮的例子，我們能從中瞭解替代療法如何運作，以及為何這個方法起不了作用。

目前臨床上醫生常以尼古丁替代療法（Nicotine Replacement Therapy）輔助病人戒菸，

主要包括貼片或咀嚼錠，也稱為尼古丁維持性治療，維持體內平穩的尼古丁濃度。然而隨著替代療法的盛行，菸草業反而賺進大筆利益，然而，越來越多證據顯示替代療法無效。

替代療法基於一個錯誤的理論：戒菸的難處在於面對生理上戒斷症狀的痛苦，同時你還要打破平時抽菸的習慣與流程，買香菸、拆開包裝、點菸、感受香菸在手中帶來的安全感，以及享受在辦公室外細雨中抽菸的浪漫，難捱的戒斷症狀發作時要你放棄這些習慣，根本難上加難。

如果你使用替代療法戒菸，藉由直接攝取尼古丁來減輕戒斷症狀，就能專心戒掉壞習慣，不會因戒斷症狀的痛苦而讓你分心，也不因為吸菸而吸入有毒化學物質。替代療法的理論是，你一旦打破壞習慣，自然能減輕尼古丁戒斷症狀，逐步減少尼古丁含量來達到完全戒菸的目的。

聽起來似乎相當有道理，對吧？然而，替代療法事實上是個天大的錯誤。縱使醫學界普遍推薦使用尼古丁替代療法，但由於無法解決尼古丁成癮的問題，也無法完全消除菸癮，失敗率還是很高，最後還是菸草業和製藥業獲利。尼古丁替代療法的壞處在於，原本吸菸者在飛機或餐廳等禁菸場所內能暫時停止攝入尼古丁，替代療法卻讓尼古丁持續進入體內。一直以來你就像個受困於菸癮牢房的囚徒，替代療法只是將牢房鎖得更緊。最後不僅僅是戒菸失敗，你還攝入了比以前更多的尼古丁，增加罹患和死於吸菸相關疾病的風險。

邏輯缺陷

替代療法有兩個致命的錯誤，如下：

1. 吸菸不只是習慣，而是成癮。
2. 生理層面的戒斷症狀不難消除，難的是成癮九十九%是心理層面的依賴問題。

關於第一點，吸菸者通常認為吸菸是一種個人選擇的生活型態，但事實上你不是享受吸菸的過程，只是為了獲得香菸中的尼古丁，以及達到精神上的滿足狀態。

大部分的人都害怕打針，沒有人喜歡打針，就算是看到針頭也不見懼色、特別堅強勇敢的人，也不可能說出自己享受打針的樂趣這種違心之論。然而，毒癮者卻總是急著將毒品注射到體內，他們當然也不喜歡打針注射的過程，但只要能讓毒品快速進入體內，他們什麼都願意做。毒品看似能夠減輕戒斷症狀，殊不知毒品才是引發戒斷症狀的源頭。

替代療法不僅無法幫助吸菸者減輕對尼古丁的渴望，也無法根治糖上癮問題。無論如何，你還是渴望糖分，所以必須在食物或飲料中添加代糖增加甜味，代糖減輕了戒斷期的痛苦，卻讓人出現更嚴重的心理依賴。成癮問題的治療不能只處理生理依賴，同時也要消除心理依賴，不可偏重其中一邊。

替代療法的第二個問題則是基於一種錯誤的假設：戒癮最大的障礙是生理層面的戒斷症狀過於嚴重、太難對付，以致於成癮者不能突然性地完全戒掉成癮物質，必須逐漸降低攝取量。這個說法有一個弔詭之處，對於成癮有進一步的了解後，知道一旦成癮，只要有攝取，你就會想要獲得更多，根本不可能逐步減少糖分攝取量。有許多人使用「輕鬆戒菸法」成功戒菸，隨便問他們其中一人，都會告訴你戒斷期的痛苦其實沒有想像中嚴重，忍耐個幾天症狀自然就會消失。戒斷期的痛苦只是必經的過程，唯有經歷此過程，才有辦法消除生理依賴，只要想著自己未來將成功脫離菸癮，忍一下戒斷期的痛苦根本算不了什麼。

生理依賴不難消除，即使不用集中精神、專心致志、不靠意志力，只要一陣子沒有攝入成癮物質，短時間內就能消除生理依賴。相反的，若已戒除生理依賴，而心理依賴未消除，內心仍會感到被剝奪與痛苦，極有可能再度成癮。

對付糖上癮的祕訣在於，不能只打破愛吃壞糖食物或飲料的習慣，而是要徹底消除對壞糖的渴望。若是內心依賴沒有消除的情形下，再加上飢餓或壓力等觸發因素，想吃甜食的欲望就會爆發，很容易連生理依賴都還沒消除，就先放棄了。

成癮者就是這樣功虧一簣的，每當你自以為已經成功戒癮，卻發現內心的渴望還是常猝不及防地冒了出來。成癮者若是不清楚他們身處怎麼樣的陷阱中，是很難成功逃脫的。先跟著「糖質戒斷法」消除內心對壞糖的渴望，再處理生理層面的戒斷症狀，才是最有效的方法。

代糖健康嗎？

喜愛甜味是人的天性，人類本能渴望的甜味本來應該是取自於水果。然而，市面上的代糖、精製糖產品越來越多，我們的味覺逐漸失靈和僵化，所有試圖取代水果甜味的加工替代品，都與自然法則相衝突。

現今，很多人將標榜無卡無糖的人工甜味劑視為精製糖的替代品，歷年來仍不斷出現許多代糖會帶來健康疑慮的研究。阿斯巴甜（Aspartame）和其他甜味劑是由多種酸類合成的化學物質。研究發現，這些甜味劑會減少體內的大約三十五%的瘦素。瘦素具有抑制食欲、提高代謝率的功能。身體一旦缺乏瘦素，將無法偵測飽腹感及控制食物攝取量，身體也無法有效代謝，於是導致肥胖產生。

還有一種粉末狀的果糖也是代糖，銷售時稱之為「水果糖」，可不要將它與真正水果中的糖搞混了。雖然萃取自水果，但是在加工的過程中，水分、纖維和其他營養素早已流失，只留下精製糖等對身體無益的物質。

飲料更是無形殺手，千萬不要忽略！無論是酒類、碳酸飲料、提神飲料和加工過的果汁，多數飲料都含有人工甜味劑，喝下大量壞糖會更加深大腦對甜味的欲望。許多研究團隊發現，人工甜味劑仍然有健康疑慮，畢竟人工甜味劑還是化學合成物質，也有可能增加新陳代謝症候群的風險，恐怕無助減重，反而還會讓體重上升，身體狀況更糟糕。

糖癮的奴隸

有一派說法認為，吸菸者若使用尼古丁替代療法，除了尼古丁之外不會吸入其他有害物質，所以醫生常推薦使用尼古丁替代療法。想說即使真的沒辦法戒除菸癮，至少能降低傷害。換個角度想，這種說法代表他們也承認尼古丁替代療法有其缺陷，減少某些有毒物質的攝取，卻避不掉其他有毒物質，顧此失彼，無法兼顧。

如前所述，「人工甜味劑」的問題在於，許多人誤以為甜味劑的熱量低，不會害人發胖，又能滿足口腹之欲。事實上，替代療法存在的缺陷之多，還不僅僅是有害健康這麼簡單。

吸菸者戒菸的原因千百種，最主要的原因常是不想再做菸癮的奴隸，除此之外，還有諸多原因，例如：健康、金錢、提升生活的品質等等。雖然戒菸的動力很多，但每次嘗試戒菸時，卻還是感到非常痛苦，嚐過無數次戒菸失敗的滋味，令你感到挫折與無助，最後徹底放棄戒菸。許多人意志力強大，自認為生活中的一切都在掌控之中，唯獨無法擺脫菸癮，這種感覺更是讓人感到絕望！

糖上癮也是如此，不僅常常要擔心體重過重或罹患糖尿病，成癮更讓人痛苦的是，當你自覺無法控制自身的行為與欲望，會有強烈的挫折感，並且喪失自尊與自信。**使用替代療法，等於讓自己一輩子做糖癮的奴隸。**

犧牲與補償

吸菸者若是依靠意志力戒菸，會製造一種感覺：戒菸變成一種犧牲。所以會想要在其他方面尋求補償，譬如吃糖果和巧克力。反之亦然，節食的人藉由吸菸來轉移想吃東西的念頭，再加上尼古丁能幫助減肥的迷思，他們更是理所當然將香菸視為戒糖的報償，問題會因此變得更複雜、更難處理，菸癮和糖上癮同時進攻，你怎麼招架得住。

無論是什麼替代品都有其邪惡之處，讓你相信戒癮是一種犧牲，需要從替代品獲得補償，這樣的信念會成為戒癮的一大阻礙。

本章節開頭提出的問題：**為什麼需要增加食物的甜味？難道不能吃食物的原味？**我們周遭有非常多未經加工的天然食物，美味又健康，還有從天而降的天然雨水，過濾乾淨就變成清涼、解渴、富含營養的一流飲品。為什麼我們還要製造出這麼多次要食物？這些次要食物本身平淡無味，需要添加人工調味料才得以下嚥。製造人工食物的前提應該是缺乏食物、逼不得已的最後手段，不應該是人類飲食的首選。然而，人類卻習以為常，從未質疑自己的飲食是否正確。現在大多數人的飲食都被成癮問題綁架了，無時無刻都想要增加食物或飲料的甜度。

先看清替代療法的缺陷，擺脫人工甜味劑，沒有其他的方法：**你唯一的選擇就是徹底戒糖！別無他法！**

本章概要

- 愛吃糖不只是一種習慣，而是成癮。
- 成癮問題有一％是生理依賴，九十九％是心理依賴。
- 替代品只會讓人相信，戒癮是一種犧牲，需要有所補償，成為戒癮的一大阻礙。
- 如同穿了過緊的鞋子，為了享受脫鞋之後解脫的快感，繼續穿著不合腳的鞋子。
- 人工甜味劑仍然有健康疑慮，也無法幫助你戒糖。
- 糖上癮讓人無時無刻都想要增加食物和飲料的甜味。

第十五章

突破思考框架

本章涵蓋

- 先顧好自己・雙重反擊
- 剝奪感・心境轉變
- 第十一項指示

是時候該突破思考框架，重新反思我們「習以為常」與「理所當然」的觀念，或許我們以前認知食物的好壞其實都有問題。

食品產業有如一台失控的列車，瘋狂奔馳在錯誤的軌道上。這台列車如此巨大、能量充沛，全世界都阻擋不了它。我們就會思考，面對如此難擋之勢，該如何突破思考框架？答案很簡單：仔細檢視、探索食物，相信自己所見、所感。

讓黑心食品業者停業非你能力所及，也不是這本書的目標。這本書的目標是要幫助你戒掉壞糖上癮、享受健康的飲食，往理想中的美好生活更邁進一步。不談遠大的願景，我們只專注於世界各地的讀者是否能有所收穫，也有所改變，從此過著幸福快樂、無病無痛的生活。

直接面對吧！還是你每一次事到臨頭都選擇臨陣退縮？每個人都要先想清楚自己的立場，認清自己有許多錯誤的觀念，下一步是下定決心採取適當行動，再來就是不要想那麼多，直接做就對了！生活型態和飲食習慣將會逐漸回歸到正軌。

從你開始閱讀這本書，必定經歷多次內心交戰，曾懷疑過書中的內容，也害怕改變，但你沒有放棄閱讀，也沒有將書本扔在房間的一角，繼續投向甜食的懷抱的話，代表你有心接納新的想法，嘗試理解書中的內容。「糖質戒斷法」不會勉強你做任何事，只有自己發自內心的改變才會真正去接受、擁抱改變。

雙重反擊

只要抱持著開放的心態做到下述兩件事，突破思考框架沒有想像中困難。

第一，將注意力放在大自然給予人類的食物上，對天然食物的風味和口感懷抱著好奇、驚嘆的心情，彷彿是大自然送給我們最美好的禮物，像拆禮物般雀躍地切開熟成多汁、色彩鮮豔的桃子、柳橙、鳳梨、梨子或其他水果，聞著水果香甜誘人的氣味，感受濃烈又充滿水分的果香在嘴裡奔放的滋味，看著水果新鮮沁涼的汁液，身體能充分有效地吸收水果的營養，感謝水果帶給你滿滿的能量。

多嘗試以前沒吃過的水果，探索各式各樣新奇的水果，無論是芒果、奇異果、百香果和石榴等外來的水果，或藍莓、蔓越莓等莓果，每一種都有其獨特的外觀、氣味、觸感、口味與營養價值，值得你細細品味。

探索水果的過程中，也不要忘了嘗試各種新鮮、美味、營養豐富、含水量高的蔬菜，不妨從胡蘿蔔、高麗菜、萵苣、蘿蔔、花椰菜、番茄、椒類、酪梨、蘑菇、綠花椰菜、菠菜等等基本的蔬菜開始，這些蔬菜不需要過多烹煮或調味就已經很好吃。或是將這些食材混合搭配使用，亦能做出營養豐富、美味可口的菜餚。

你大可放下無謂的擔憂，不用再擔心戒掉糖上癮會讓你能吃的食物越來越侷限，不知道該怎麼吃才好。只要你勇於嘗試各種各樣新鮮蔬果，選擇就已經夠多了，善用各種食材搭配，就能變化出很有巧思的美味菜餚。

第二，多花一些時間觀察你一直以來自認為愛吃的食物，是否真的如你所想的那麼好？分析垃圾食物的廣告宣傳透露出的訊息，精心設計過的文字包裝，刻意避開不利產品的資訊與事實，引誘消費者踏入陷阱。仔細觀察之後，不難發現自己被洗腦的有多嚴重，居然會將垃圾食物視為人類的偉大發明。

加工食品若是未經加工調理，食物原始的狀態平淡無味、難以下嚥，所以才需要添加水果或其他食物萃取的香料、調味料。別人說的話不一定正確，你當然也不用輕信我的話，自己試驗看看就知道，試著單吃白米飯、義大利麵或剝皮水煮的馬鈴薯，不添加任何油脂、奶油、調味料、醬料，或是單吃白吐司，完全不塗奶油、果醬或其他抹醬。

誠實面對自己的感覺，比起沁涼多汁的水果，你真的喜歡沒有調味的馬鈴薯、義大利麵、白吐司嗎？

退無可退

做完上述簡單的試驗，大家應該已經知道好糖與壞糖的明顯對比，以前總認為吃甜食是人生一大樂事，慢慢能接受吃水果才是真正的享受。然而，即使試驗結果如此清楚明白，有些人仍會恐懼品嚐美食的樂趣被剝奪。

雖然他們也承認，新鮮蔬果的味道確實更好，但還是會害怕自己要是「放棄壞糖」，人生好像也就失去了什麼。靠意志力戒菸的人也會經歷相同的恐懼，擔心一戒菸，將無法集中精神做事，也無法在社交場合吞雲吐霧助興。他們不瞭解自己身處的陷阱，才會如此恐懼，擔憂若是要戒癮，就必須做出極大的犧牲。

飲食失調也是出於同樣的原因，很多人覺得與朋友歡聚的時光和場合，怎麼能少了蛋糕、餅乾、冰淇淋或其他甜點助興。也有人辛苦工作了一天，喜歡下班後買一盒巧克力好好犒賞自己，巧克力似乎有一種魔力能令人重振精神。

或許澱粉類和加工過的碳水化合物一直以來都是你飲食中非常重要的一部分，既便宜又有飽足感，缺少米飯、麵條等主食很容易吃不飽。然而，為什麼一定要追求吃飽，沒吃飽絕不善罷干休，吃了一大堆缺乏營養價值的食物來填飽自己的胃，又有何意義，這明顯就是成癮的症狀，不是嗎？

也許你會擔心，家人無法理解你為什麼不吃這些食物，你何不藉由這個機會，將正確的觀念分享給家人。難道你要眼睜睜地看著最愛的家人繼續吃有毒的垃圾食物，成癮了還不自知？若你豢養了一隻美麗的野生動物，無論是獅子、黑猩猩或羚羊，不可能因為有人飼養而放棄牠們原本吃的食物，改吃義大利麵、馬鈴薯或白米飯作為主食。

為什麼我們已經這麼清楚明白，還是無法在日常生活中有效實踐？從這就可以看出，我們的錯誤觀念有多根深蒂固，讓人完完全全無視自然法則。

長時間吃進大量垃圾食物卻還能存活，證明人體有強大的恢復力與韌性。千萬不要一直挑戰人體的極限，身體已經日復一日、年復一年為我們努力工作，處理我們吃進肚子裡的垃圾食物，無怨無悔地為我們收拾爛攤子。

回想一下，光一個禮拜你就吃了多少馬鈴薯、義大利麵和麵包？一個禮拜的量就十分驚人，更何況是整整一年，甚至吃了好多年，再加上額外添加的油脂、醬料、調味料，缺乏營養豐富、健康、天然蔬果的平衡，身體怎麼可能負荷的了這麼多人工、不健康、有害、令人上癮的食物。也難怪身體吃不消，發出許多警訊，最終嚴重罷工抗議，身體長期累積的傷害逐漸顯現，提醒我們身體已經無力再處理龐大的有毒物質。

當你開始多吃蔬菜和水果，少吃毒害身體的食物，你會感覺到原本沉重的身心，也變得輕盈強壯許多。肥胖症和第二型糖尿病正在成為一種全球性流行病，就連世界上較為貧窮落後的國家，也不例外，這樣的趨勢與「壞糖消費量達到高峰」息息相關，難道大家還看不出問題所在？

翻轉情勢

已經有越來越多人意識到問題的嚴重性，有人發現減重和戒吃壞糖可以控制第二型糖尿病的病情，好幾百萬的糖尿病患者終於看到一線曙光。過去被食品業和製藥業矇蔽太久，先用高糖分食品讓人上癮，後因肥胖而引起糖尿病，然後下半輩子都要服用藥物控制病情，最終獲利的是食品業和製藥業，殊不知改變飲食方式也會有驚人的效果。食品業和製藥業合力將人類推入危險的陷阱，食品業餵養有毒物質，引發疾病；製藥業再提供「藥物」暫時將病情壓下，然後我們再繼續攝取有毒物質。

近年來，醫學界才逐漸正視事實真相，第二型糖尿病的治療方針與態度都出現變化，慢慢著重在改變飲食型態。

與糖無關

很多熱愛烘焙的人，喜歡自己手作蛋糕和餅乾，帶去聚會場合與朋友分享，自製甜點似乎能讓聚會多了點溫馨、歡樂的氣氛。有些人誤以為食物是氣氛好壞的關鍵，總覺得賓主盡歡的聚會當然不能少了美味的餐點。說實在，無論是三五好友的聚會，還是其他社交場合，食物並非重點，與好友難得相聚，相談甚歡，氣氛當然歡樂。

聚會中少了好友相伴，或是碰到你討厭的人，即使有再美味的蛋糕和餅乾，又有什麼意義？你也開心不起來，無論餐點有多好吃，氣氛也不會好。假如只能從朋友和甜點中二擇一，你肯定會選擇朋友，食物真的不是重點，人與人之間的交流才是聚會的美好與樂趣所在。況且，心情低落或壓力大的時候特別無法抵抗甜食誘惑，聚會場合能帶給你好心情，正好是減輕你對壞糖渴望的好機會。

甜食使人產生的假性愉悅稍縱即逝，馬上又會想吃甜食，越來越依賴刺激物質。你以為自己從中獲得幸福感，事實卻是不斷傷害自己的身體。真正的愉悅感會長存於心中，帶給你快樂、溫暖的感受，也有益身體健康。稍縱即逝的愉悅和真正的愉悅，你知道哪一個才是正確的選擇！

你以為下班後買一盒巧克力慰勞自己，就能消除一整天的疲憊與不安，得到精神上的慰藉，又能排遣下班回家路途中的無聊——這完全是你的錯覺！如果路途較長，你會小口小口的慢慢吃，平均分配，整段路程都有得吃，還是你會一口接著一口，一下子就吃光，巴不得趕快結束剩下的路程，想要馬上再去買一盒？

你應該有過這種經驗，通勤時，捨不得太快吃掉手中的餅乾或甜點，希望能吃到路程的最後，先咬了一小口、吞了下去，馬上又想吃下一口，但你知道自己還有一大段路程，不能現在就吃完，於是你忍著不吃，忍著的這段時間，無心於其他事物，一心只想要趕快再吃一口，終於吃到的那一瞬間獲到極大滿足，如久旱逢甘霖般得到解脫，你不想再經歷忍著不能吃的痛苦，所以狼吞虎嚥地把剩下的巧克力全吃光了。如果你自己沒有這種經驗，應該也曾在公車或火車上親眼看過有人如此。為了避免這種情況發生，你會隨身攜帶更多巧克力，以備不時之需，不願再經歷種種內心掙扎。

巧克力無法幫助你安心，正是巧克力造成路途中躁動不安的情緒。路途中不吃任何含糖食物，才有辦法找到屬於自己內心的平靜和放鬆。你會明顯地感覺到，自己更容易專心於其他事物，專心在你所閱讀的書報上，或是還有尚未完成的工作，也能趁這段時間趕工。下班回家的路途將不再是心情浮躁、浪費時間的過程，而是一天之中難得享受的時光。當你在通勤中感到肚子餓，方便攜帶、取用的水果會是你最好的選擇。

有些人擔心不買巧克力、布丁、蛋糕，能吃的東西變得少之又少。你不需要為此深感絕望，少了那些壞糖食物，生活反而變得更自由、簡單，有更豐富的選擇還在等著你呢！生活絕對超乎你想像的輕鬆、愜意，這才是你該追求的生活。

很多人活在成癮的輪迴和錯誤的觀念之中，深信壞糖食物會帶來愉悅感。等到你真正消除生理層面的依賴，也擺脫成癮心理的控制，你會感到非常驚訝，生活原來能到達如此美妙的境界，不僅不會導致生活質量下降，還能讓我們的身體更加健康，精力更加充沛，生活更加充實、更有情趣。你其實並不需要放棄什麼，因為根本沒有什麼可放棄的，你所做的一切都只會讓你變得更好。不用懷疑，放手一搏吧！

心境轉變

我們年紀還小、尚未懂事之前，耳濡目染之下，蛋糕、餅乾、糖果、義大利麵、馬鈴薯製品和白米飯等等「壞糖」食物，一直都是我們自認為愛吃的食物。稍微長大一點後，我們開始意識到糖分會使人變胖、引起蛀牙。現在的你知道「壞糖」促使脂肪堆積、導致身體發炎，進而增加罹患心血管疾病的風險，不僅對身體沒有任何好處，還會把你害慘！

戒糖對視糖如命的人來說，簡直是不可能的任務，必須熬過重重考驗。一旦你看清事實，便能毫不費力地消除對甜食的渴望。

不僅僅是要承認我們的觀念存在著錯誤認知，還要接受自己正是被洗腦的受害者。看清事情真實的樣貌，能夠「有意識」地做出明智的決定。從現在起，慎選你要吃的食物，分析食物的成分，你會發現自己原來吃進這麼多加工食物，就會開始思考自己是否真的要繼續吃這些食物。這些想法自然而然出現，連你都不知道自己為什麼會有這種想法，不過你不必訝異，這本來就是你應有的念頭，你只是重回自然法則的懷抱！

喜愛的食物不需要限制吃的時間，想吃多少就吃多少，無須節食、特別運動健身或依靠意志力，也能不費吹灰之力地保持良好的身心健康狀態。

你一開始看到這段話，一定會想說世界上哪有這麼好的事。若真如此，我們又何必辛苦減肥，大家不就都能輕輕鬆鬆維持理想體態。實際上，世界上有數百萬的人遵循著這種方式，也證實有效。其他人也只是還沒發現原來最好的方法就近在眼前，自己卻捨近求遠，被某些所謂的專家所誤導。

雖然半信半疑，卻沒有因此放棄，因為你有看出本書的方法有其合理性和邏輯，你想更深入了解，願意繼續看下去。下一步非常令人興奮，就是要身體力行，做些什麼。

第十一項指示：做就對了！

本章概要

- 改變整個食品業非你能力所及，只希望大家意識到食品業的手法，不輕易被操弄或欺騙。
- 接受自己是被洗腦的受害者，看清事情真實的樣貌。
- 慎選你要吃的食物，分析食物的成分。
- 根本沒有什麼可放棄的，你所做的一切都只會讓你變得更好。
- 放手去做吧！

第十六章

握有掌控權

本章涵蓋

• 內容回顧 • 改變飲食日程
• 飲食的選擇
• 人體能忍受的極限
• 適合自己的飲食日程

你已清楚瞭解擺脫壞糖成癮的幾項原則，現在要將理論付諸實行。無論你有多大的決心，只有把想法付諸實踐才能獲得成功，不然只是空有構想罷了。

• 你知道自己有糖上癮問題，無法克制想吃甜食的欲望。打從我們第一次攝取糖分，影響我們的身體運作，再加上錯誤資訊大量散播，很多人上癮卻不自知。
• 你瞭解自己必須同時消除兩隻怪獸：代表生理依賴的小怪獸深藏體內，不時吵著要吃糖；代表心理依賴的大魔王則占據你的腦中，使你相信吃甜食可讓心情變好。
• 你明白成癮只有一% 是生理層面，另外九十九%都是心理層面的問題。生理層面的不適極其細微，幾乎無法察覺，心理層面的恐慌和不安才是真正的問題所在。先徹底摧毀心中的大魔王，戒糖的過程就會越容易。

- 你清楚意志力無法解決糖上癮問題，靠意志力戒糖，不僅成功率很低，還有可能讓人越陷越深。人只有在內心出現掙扎與矛盾時，才會需要意志力。戒糖過程中，雖然擔心壞糖會引發嚴重疾病，卻又害怕生活中少了它會減少許多樂趣，歷經幾番內心拉鋸的掙扎。只要理解攝取壞糖不僅違背自然法則，還對你毫無益處，消滅錯覺和幻想，那麼，你就不太會陷入內心的拉鋸，內心沒有掙扎與矛盾，當然不需要依靠意志力。
- 你曉得，除了飲食受人類控制和污染的動物之外，所有物種之中只有人類飽受飲食失調、肥胖和糖尿病等不良飲食習慣引起的疾病所困擾。因為人類無視本能與直覺，自以為是地覺得高其他動物一等。殊不知善用本能對人體才是最好的，這也是為什麼野生動物即使有取之不盡、用之不竭的食物，也不會過胖。
- 沒有人天生就比較容易成癮，不要把自己的成癮問題全都推給基因缺陷。成癮性格只是成癮者為自己找的藉口，只有在攝取或使用成癮物質之後，才會出現成癮的性格特質。你可能還無法這麼快接受自己沒有成癮性格的事實，沒有關係。

- 居然從未意識到自己被洗腦多年。從現在起，只要你抱持開放的心態，看清事情的真相與全貌，就能輕鬆矯正以前被灌輸的錯誤觀念。
- 你也瞭解到，戒糖的過程不需要任何替代品，替代療法缺陷重重，只會使戒癮變得更加困難，讓人完全離不開成癮物質。
- 你清楚明白沒有什麼好怕的，精製糖、澱粉類和加工過的碳水化合物等「壞糖」食物從你的飲食中消失，對你來說毫無損失，也不是一種犧牲，獲得的好處更超乎你的想像。除了變得精神奕奕、強壯有力之外，還能徹底放鬆身心或專注於某一件事上。最重要的是，你再也不用當糖癮的奴隸了。

上述原則提供成癮者一條康莊大道，幫助他們重獲自由。若是還有任何疑問或不清楚的部分，請往回翻並重新閱讀相關章節。你已經在短時間內汲取許多新知，也改變不少固有的想法，只差最後一哩路，就能成功擺脫糖上癮了！具備正確的心態才是成功的關鍵，可不要像個被囚禁多年的犯人，反而害怕刑滿釋放後重回外面的世界。

除了上述的原則，你也從書中學習到，如何應用自然法則幫助你享有健康愉悅的飲食習慣。

- 新鮮水果、蔬菜、堅果和種子是最頂尖的食物，才是人類應該且最適合的飲食內容。不需要多重手續加熱及加工過程，攝取食物最原始的狀態，營養價值極高，易於人體消化吸收，提供人體所需要的營養物質，人類就是需要這些食物。
- 攝取未經加工、富含大量水分的食物，是緩解飢餓感最好的方法，也不會造成身體太大的負擔。
- 小心加工過的堅果和種子類食物，加工過程中，通常會加入大量鹽分，可能導致鈉攝取量過多，對身體有不良影響。最好還是吃未經調味的堅果和種子類食物，保持自己味覺的敏感度，提升自己對食物的感受，將來的你，一定會感謝自己當初做了正確的選擇！
- 你知道要避開加工食品、澱粉類碳水化合物，也最好少吃未經烹調就無法食用的食物，以及任何含有壞糖的食物。絕大多數魚類、肉類等次要食物都需要經過烹調才可以食用，人體無法有效地消化吸收，會留下許多剩餘的廢物。某些情況下，這些難以消化吸收的剩餘物質無法順利排出體外，形成脂肪囤積在體內。不用過於嚴格的控制飲食，完全將次要食物排除在外，只要不把次要食物當主食就好，一小塊魚肉搭配大量的蔬菜或沙拉，用這樣的原則飲食就不會出錯。不過，次要食物吃得越少，身體自然會感覺更輕盈順暢。

- 精製糖將營養素分離，精製成純粹而無益的碳水化合物，精製過程中營養成分流失，只留下濃縮的高熱量。除了精製糖，其他食物如白米飯、馬鈴薯、義大利麵和麵包等澱粉類和加工過的碳水化合物，也是空有熱量，容易引起血糖急速上升，造成糖上癮。

蔬果汁健康嗎？

當然有很多愛喝蔬果汁和果昔的人身體健康、精力充沛，但如果你本身已經罹患糖分引起的相關疾病，蔬果汁和果昔可能就會變成你的毒藥。有些人喜歡用單一水果或混和多種水果榨成果汁，他們以為水果有益健康，榨成果汁肯定也不會有問題。然而，榨汁後的果汁與新鮮水果的組成不同，少了果肉纖維，單單飲用果汁會不均衡。果汁就如同一顆「糖炸彈」，容易引起血糖急遽上升，身體難以負荷。

你應該不會受過度加工、甜度超高的人工果汁誘惑。在很多人的認知裡，鮮榨蔬果汁是一種很健康的飲品，只加入少量的水果調味，糖分攝取量應該不會太高。但是，鮮榨的蔬果汁也不是完全沒有健康風險，喝蔬果汁可能會攝入過多蔬果中的糖分，吸收不到身體必需的微量營養素，直接吃新鮮蔬果會比較好。糖分在纖維質的保護與平衡之下，能以正常的速度有效吸收，不會讓血糖上升過快，身體才有辦法正常代謝。光是喝下一小杯果汁或果昔，糖分在腸道中經過的速度過快，可能造成腹脹和腹瀉。雖然果昔沒有將纖維質過濾掉，不代表沒有問題，攪拌的過程會破壞纖維結構，失去原本穩定血糖的功效，最好避免飲用果汁和果昔。少量水果搭配大量蔬菜的低糖蔬果汁或許好一些，但與其喝果汁，最好的方法當然還是直接吃水果，獲取最完整的營養素和膳食纖維。

拜廣告與行銷的力量所賜，千禧世代相信人類需要特別補充「能量飲料」，這樣的觀念早已深植我們心中。事實上，沒有人需要特別補充能量飲料，無論你的孩子運動量有多大，他們也不用喝能量飲料。常會看到許多孩子在上學路上，大口喝下混和多種壞糖和咖啡因的能量飲料，這景象真令人難過。家長認為早上讓孩子喝一瓶能量飲料，才有足夠的體力面對一整天的挑戰，這樣的想法極為荒謬。雖然是愛子心切，反而卻害了孩子，不只有害健康，還有可能影響孩子的教育與發展。還有報導說，年輕人每天喝能量飲料，長大後很有可能轉而吸食大麻，尋求類似的亢奮效果。千萬不要因為大人的無知，造成我們自己或下一代無可挽回的嚴重後果。

當你感覺到真正的飢餓，就是進食的最佳時機，只有真正飢餓的人才能體會到飲食的樂趣。有些人因為克制不了糖上癮產生的渴求感，就會產生假性飢餓，就算你其實根本不餓，也會出現需要進食的錯覺。很容易因此過量飲食，不僅無法享受飲食的樂趣，還會剝奪飲食帶給人的滿足感和愉悅感。

消除飢餓感之後，就該停止進食。你還會意識到細嚼慢嚥的好處，不可忽視咀嚼的重要性，細嚼慢嚥與囫圇吞棗相比，前者讓身體有更多時間好好消化吸收人體需要的營養素。只用壞糖食物填滿自己的胃，沒有攝取到人體需要的營養，永遠無法滿足飢餓感，你應該要能夠從喜愛的食物獲得所需營養，維持身體機能正常運作，多注意身體發出的警訊！

若是想要成功減肥，不需要刻意訂定目標體重。沒有任何一種野生動物會訂定理想體重，牠們卻能維持良好身形。當你站在鏡子前，滿意鏡子裡自己的模樣，這就是你的理想體重。因為節食減肥會讓人感覺到被剝奪感，很容易半途而廢，所以起不了太大作用，也不是長久之計。輕鬆戒糖法不只幫助你享受每一餐的美好，還能達到理想的健康狀態和身形。

是否覺得原本狹隘的視野逐漸開闊，願意廣納新的知識與想法，剛開始對這本書的疑慮也逐漸消失，慢慢開始瞭解戒癮的邏輯？只要融會貫通並開始改變，前方更美好的生活已經在等著你了！

食物的選擇

戒菸不是限制抽菸的數量或頻率就好，比如一天只抽兩三根，而是要完全不抽菸。減量只會讓成癮問題變得更難以收拾，完全停止攝入尼古丁才能永絕後患。糖上癮也是一樣，如果只減少糖的攝取量，糖上癮的問題依然存在，情況會變得越來越複雜錯綜。市面上大部分的食物都有添加精製糖、澱粉類和加工過的碳水化合物，除非你只吃新鮮蔬果，要不然無可避免地會吃到「壞糖」。不是我刻意要再三強調，事實就是一旦你戒掉糖上癮，你對次要食物的渴望自然會慢慢減低。

在第五章解釋過，糖分進入體內，引起劇烈血糖波動的峰值變化，使血糖飆升，造成胰島素大量分泌，於是血糖又快速下降，最後只留下無限的空虛感，這就是成癮的原因。因此，我們最好避開會引起血糖劇烈波動的食物。

衡量糖類對血糖量的影響，可以使用升糖指數（Glycaemic Index 簡稱 GI），透過升糖指數衡量食物如何影響血糖的濃度，網路上很容易找到各種食物的升糖指數。還有另一種評估標準，也就是所謂的升糖負荷（Glycemic Load 簡稱 GL），進一步衡量食物對血中葡萄糖濃度影響的指標，是以一份食物中所含碳水化合物的重量來計算。舉例來說，西瓜的升糖指數高達七十二，是高血糖風險的食物。雖然其升糖指數為七十二，但是在一百二十克的西瓜中只含六克的醣類，所以其 GL 僅是四左右。

作為參考指標，GL 值在零～十是在安全範圍內，十一～一九則是需要有所警戒，GL 值高於二十就落入高風險範圍，需要特別小心。低 GL 的飲食方式不但能維持健康生活與體態，還能預防慢性病。高 GL 的食物包括：

- **早餐玉米片**
- **麵食**
- **白米飯**
- **麵包**
- **葡萄乾**
- **馬鈴薯**
- **汽水**

上述這些食物都會使血糖異常升高，應該要避免。下列是常見含有大量精製糖的食物：

- **蛋糕**
- **餅乾**
- **能量棒**
- **糖果**
- **餐後甜點**

以上也就是我們打從出生以來所謂的「好吃的東西」，讓我們一直以為天生就愛吃甜食。你會慢慢發現，那些食物其實沒有想像中的好吃，也不如想像中喜愛，只因為我們被洗腦，才會產生如此錯覺，理所當然認為這就是我們愛吃的食物。況且，上述食物能暫時消除戒斷期的痛苦，也會讓人出現愉悅的錯覺。

不要再吃含糖食物毒害自己了！靠意志力戒癮之人歷經種種身體痛苦與內心掙扎，最後仍以失敗收場。你和他們不同，只要完全不吃含糖食物，就不會步上他們的後塵。將來的你，會忍不住慶幸自己終究選擇了徹底戒糖，不必經歷那些痛苦難耐的戒糖過程。

第十二項指示：GL值只是一個參考指標，為了確保能徹底戒掉糖上癮，務必完全戒吃任何含有精製糖、澱粉類和加工過碳水化合物的食品，幾乎所有即食食品和加工食品都涵蓋在內。

戒糖初期，還會感受到體內的小怪獸又哭又鬧，吵著要吃糖。根本沒有必要回應，舒服地坐著，冷眼旁觀，細細品味這種感覺，並不痛苦，也不明顯，小怪獸沒有壞糖的滋養，很快就無法存活。千萬不要為了安撫牠而吃壞糖，不然就功虧一簣了。

戒糖一定要放棄喝酒嗎？

先澄清，沒有要你「放棄」任何事物，我們都相信天下沒有白吃的午餐，想要有收穫，就必須做出犧牲。不過，輕鬆戒糖法不僅不用犧牲，還能收穫滿滿。

酒精飲料大多含有許多糖，大部分的糖分都已轉化成酒精，所以酒精性飲料不一定和糖上癮直接相關。但是，飲酒確實會影響血糖波動，攝取熱量大於體內所需。

大量飲酒還有可能損害胰島素功能，導致血糖偏高，有高血糖急症之高危險群特別要注意。即使沒有常常喝酒，偶爾一次豪飲的危害也很大，胰島素突然飆升，導致血糖低下。另外，空腹飲酒干擾身體回復正常血糖的能力，容易誘發低血糖，應避免空腹飲酒。

若是不減少酒精攝取量，經常及大量飲用葡萄酒、啤酒和雞尾酒等酒類，內含大量的糖分，不僅有害身體健康，也幾乎不可能成功減重或改變體型。為何不嘗試一、兩個月不喝酒？這會是一個全新的開始，生活頓時變得美好而充實。

根本不需要擔心自己戒不了酒，一段時間不喝酒之後，感到神清氣爽、精神煥發，那種美好讓你不會再想喝酒。不妨閱讀亞倫．卡爾的《史上最強輕鬆戒酒法》（*Easy Way to Control Alcohol*），或直接至我們遍及全球的戒癮診所尋求專業建議。

果汁與果昔

水果的營養價值在於其纖維質，對人體的貢獻最大。膳食纖維能減緩果糖（碳水化合物）的消化吸收速度，藉此延緩血糖上升，幫助控制血糖。水果製成果汁的過程，除去大部分的膳食纖維。果昔的製作過程則是將纖維打碎成糊狀物，糖分快速吸收至血液中，容易讓血糖飆高。

此外，人們喝果汁與果昔的速度遠遠大於直接吃水果的速度，飽腹感卻遠遠小於吃水果，不知不覺中，攝取的量也會加大。一般人一次差不多吃一至兩顆柳橙就差不多了，但一公升的柳橙汁就含有大約十三至十五顆柳橙，意思是一杯普通大小的果汁約含有四至五顆柳橙。也就是說，喝果汁或果昔攝取的果糖量比起直接吃水果多了二至四倍，再者，缺乏纖維對維持血糖的影響更是嚴重。如前所述，雖然有很多愛喝果汁和果昔的人，還是看起來健康有活力，但如果你本身就有血糖的代謝問題或疾病，最好避免喝果汁和果昔。

小心水果乾

乾燥脫水的過程會濃縮水果中的糖分，水果乾的含量比新鮮水果更高，同時吃下這兩種，攝取到的糖分相差非常多。光是吃少量的杏桃果乾，很容易就攝取過多糖分，更何況大家通常不會只吃一點點，很多人稍不注意便吃完一整包。大家恐怕還半信半疑，想要看更明確的數字，杏桃果乾的含糖量是新鮮杏桃的十二倍。不只濃縮糖分，水果乾也濃縮了膳食纖維，變得難以消化吸收。再說，果乾無疑是一種加工製品，坊間的果乾大多會額外加糖。等你戒掉糖上癮，味覺也會有所改變，不再需要追求高甜度的食物。

再次強調，水果乾不是完全不能吃，身體健康的人吃了也不會有太大的問題，不過，如果你本身就有血糖的代謝問題或疾病，還是不吃為妙！更不用說，一定要避免人造果汁，這種果汁食品添加劑更多，比如甜味劑、香精、色素等，且甜度過高。

想喝果汁時就直接吃水果吧！新鮮水果有最清爽可口、富含營養的果汁。

人體能忍受的範圍

人體運作的複雜與精細，非常神奇與奧祕，和汽車最大的不同在於，你即使加錯燃料，身體也不會馬上罷工，或出現不良反應。就算繼續吃五花八門的次要食物，只要飲食是以自然法則與本能所趨的食物為主，你會發現自己對次要食物的渴望會慢慢消失，越來越依循本能生活，重視人類本能呈現的飲食偏好。

本書的目標是要幫助你擺脫壞糖成癮，你的首要任務是避免食用容易引起血糖劇烈波動的食物。某些極為悲傷的時刻，情緒尚未穩定，很難有好的判斷力，容易不小心吃下含有壞糖的食物，不用太擔心，更不需要活在自責與懊悔中。這並不代表你仍有糖上癮，也不是說你一定會再次上癮。唯有心理依賴尚未消除，大魔王又悄悄爬上心頭，才會讓人再次上癮。

小怪獸（生理依賴）有可能在休眠數月後短暫甦醒，如果已經徹底消滅大魔王（心理依賴），就不需要擔心自己會再度上癮。即使不小心吃到壞糖，也只要提振精神、整理一下自己的心情，對自己信心喊話，提醒自己糖分無法帶給你任何慰藉或愉悅感，享受戒糖後自由的感覺，好好安撫自己的心，你就不會想再碰壞糖。

糖上癮和其他成癮問題的相異之處在於，人體本身就有處理天然糖分的能力，所以對於糖分有一定程度的耐受力。其他成癮問題就以菸癮為例，很多人認為抽一口或抽一根不會上癮，其實抽一口就有可能讓已經戒菸的人再度成癮。因為人體對糖分的耐受力，吃一口不會馬上成癮，這種自我保護機制如同汽車安全帶，發生碰撞至少還有緩衝空間，能保護自身安全，不過，也不能濫用身體神奇的保命機制。

飲食日程

餓了才進食的道理乍聽之下很容易，但在實行上卻有相當的困難度。多數人一天三餐，早餐、午餐和晚餐的時間大致固定。尤其是工作日的飲食，彷彿成了例行公事，吃飯時間固定，也沒有太大彈性。那麼，該如何調整才能在真正飢餓的時候進食？

根本不必刻意調整，典型工作日用餐時間的設定本來就符合消化系統的自然循環，特別為人類本能呈現的飲食時機所設計，而非為了吃而吃。這就是為什麼公司一定會有午休用餐時間，給予員工必要的休息和用餐時間，表定下班時間則訂在準備吃晚餐的時間。這樣的飲食日程幫助你在每餐間隔保持適度飢餓感，充分感受每一餐，以獲得最大的滿足感。

此外，飢餓感的出現很有彈性，某些情況下，可以說是收放自如，很多時候我們都未感受到飢餓，即使有感覺，也能夠暫時轉移注意力，等到方便進食的時候，飢餓感才會再次浮現。有些人忙於工作或其他事物而忘卻飢餓，一旦受到食物香味吸引，立即又感受到飢餓。這是人體的緩衝機制，讓你不會過飢或過飽，還能藉此保持適當飢餓感，讓食物變得美味。其實你擁有忍受適度飢餓感的能力，這樣的適應力提供足夠的彈性，同時滿足你的飢餓感與生活方式。

不必害怕飢餓

當飢餓感累積到一定程度，獲得滿足的那一刻感覺特別美好，值得你每一天好好享受。但也不必因此刻意忍受飢餓，重要的是，照著自身需求來決定飲食的時機、內容以及攝取量。若午餐時間並不餓，那就晚點再吃。雖然說我們一般習慣一日三餐的最佳時間，最能夠讓我們健康享受飲食，但是，這也不代表固定的用餐時間適合每一個人。只要掌握一個黃金法則，認真體會自己的狀態和感覺，餓了再吃！每個人都略有不同，你必須瞭解自己，傾聽身體的聲音。

一日三餐讓人有足夠的時間保持適度飢餓感，所以大多數人都適合這樣的飲食型態，不過前提是，兩餐間隔之間不能吃太多零食或點心。唯有放牧的草食動物，牠們的飲食模式是在一段時間內不停的小量進食。而人類的飲食模式並非如此，只有吃錯食物，未獲取足夠營養才會一直處於飢餓的狀態中。

多攝取人類身體所需之食物，你將發現自己不再常常「嘴饞」。

本章概要

- 你已具備能夠輕鬆且永久戒糖的知識。
- 完全戒吃任何含有精製糖、澱粉類和加工過碳水化合物的食品（幾乎所有即食食品和加工食品都涵蓋在內）。
- 飲酒確實會影響血糖波動，使你無法成功減重或改變體型。
- 想喝果汁就直接吃水果吧！新鮮水果內含的果汁才真正新鮮又健康。
- 若真的不小心吃到含糖食物，也不用擔心。
- 照著自身需求決定飲食的時機、內容以及攝取量。

第十七章

戒斷症狀

本章涵蓋

- 其他理由•症狀
- 戒斷期的痛苦•享受戒斷症狀
- 沒什麼好等待的

只要使用本書的「糖質戒斷法」，任何戒斷症狀的不適都將化為快樂的源泉。當你開始進行本書的戒糖法，一旦吃下含有壞糖的最後一餐，就必須保證從此遠離它。我們需要把戒癮過程中令人不舒服的戒斷症狀釐清。

成癮者突然停止或減少攝取成癮物質，會陸續產生身體不適的現象，包含情緒低落、煩躁不安。一旦再次使用成癮物質，那種快感會讓人情緒高昂，能夠緩解戒斷症狀的不適。

許多糖上癮者因此擔心戒斷症狀會成為戒糖過程中的一大阻礙，仍然忍不住懷疑自己是否有辦法克服生理上嚴峻的挑戰。關於戒斷症狀，你已經瞭解下列兩點：

1. 你已經知道戒斷症狀是什麼感覺，每一次吃下含有壞糖的食物，過了一會，那種感覺就會出現。
2. 如果吸菸者仍認為，戒菸是一種犧牲、是放棄了什麼，戒斷症狀對他們來說就是一種懲罰。

保守估計下，多數人一天當中至少會有六次以上的機會吃到或喝到壞糖，通常還會更多。每一次都會使血糖飆升，身體為了回復平衡，分泌大量胰島素，又使血糖快速下降。低血糖伴隨著輕微的煩躁易怒、焦慮不安、疲憊無力等等戒斷症狀，輕微得幾乎無法察覺，卻喚醒了體內的小怪獸，吵著要吃更多壞糖。

通常成癮者面臨戒斷症狀之苦，很容易恐懼、退縮，痛苦萬分，不想繼續戒癮。當你看到這，應該已經知道心理依賴才是真正阻擋你戒癮的障礙，而不是生理依賴。

瞭解戒癮時會出現的戒斷症狀

戒斷症狀大致上包含：

- 極度煩躁
- 暴躁易怒
- 情緒不穩
- 焦慮不安
- 情緒低落
- 昏眩、注意力不集中

每一個成癮者或多或少都受到難熬的戒斷症狀所折磨，表面上看似是身體出現了各種不適，但大部分的戒斷症狀其實都是源自於心理因素。心癮才是最根本的問題，心理影響生理，必須設法去除心癮，才是最根本的戒癮辦法。戒斷症狀先產生輕微的身體不適，伴隨著心理依賴和強烈渴求，最後終於忍不住崩潰大喊：「我想吃！我不能沒有甜食啊！」會產生焦慮、易怒、情緒不穩等令人不快的感受，主因並非生理層面的戒斷症狀，大多是受精神層面的心智活動影響。

假如你能真正理解壞糖無法帶給你任何好處，也不是一種享受，那你就會不再渴望。既然沒有渴望，根本不會出現想要卻得不到那種「幾近崩潰」的感受。

戒糖初期身體確實有可能出現一些輕微的不適反應：頭痛、疲倦、煩躁不安、緊張焦慮，不過這些症狀不會太嚴重，只要不過度恐慌，其實並無大礙。大多數戒斷症狀輕微到令人難以察覺，若身體的疼痛真的到了難以忍受的程度，先吃個阿斯匹靈止痛（確保你吃的止痛藥不含糖分）。總而言之，即使注意到輕微的症狀，也不妨忍耐幾天試試看，換取往後的自由，開啟全新的人生。

別想藉由壞糖緩解戒斷症狀，它只會使你的症狀惡化，陷入惡性循環而不能自拔。理解這個道理，遠離壞糖，戒糖便不會變成一種酷刑，內心不再感受剝奪，生理上的戒斷症狀也會隨之消失。當你持續攝取壞糖，將繼續飽受戒斷症狀之苦。

若持續攝取壞糖，無論症狀輕微或嚴重都令你飽受折磨，那種永遠無法擺脫痛苦的感覺，光是想到就令人害怕。沒有人想要一輩子受戒斷症狀所苦，因此，想著未來能過上健康又有活力的人生，現在就能輕鬆且毫無懸念地戒糖。無數藉由意志力戒菸的吸菸者，總是過不了戒斷症狀這一關，經歷過無數次失敗之後，大多因為痛苦而選擇放棄。直到他們後來知道了「輕鬆戒癮法」，都感到非常驚訝，原來真正可怕的不是戒斷症狀，而是自己的心癮。深入瞭解之後，也發現戒癮原來如此輕鬆容易，因為內心不再感到被剝奪，所以不會像以前戒菸總感到痛苦不堪，現在只會享受到自由的美好滋味。

同樣的道理當然也適用於糖上癮，當你承認壞糖帶給你愉悅和療癒的感受不過是一種錯覺，即使沒有它，也不再感到失去或犧牲了什麼，因為享受自由都來不及了，怎麼還會有痛苦和折磨。

享受戒斷症狀

戒糖初期，有些人還是有吃甜食的欲望，不必過於緊張，只要提醒自己，這種欲望只不過是體內的小怪獸吵著要糖吃，別被自己的感覺所矇騙了，你甚至還能享受其中。

小怪獸生成於你第一次攝取壞糖之時，然後我們用含有壞糖的飲料或食物頻繁地進行餵養，只要我們戒吃壞糖，就等於是使邪惡的小怪獸斷糧。小怪獸當然不會在這樣的險境下善罷甘休，肯定會盡其所能地引誘你餵食，跟你打心理戰，讓你不忍心看著牠越來越虛弱，甚至於瀕死的可憐模樣。但你絕不能因此心軟，無論小怪獸是如何軟硬兼施，只要你撐過去便海闊天空，當你看著小怪獸逐漸死去，不妨好好享受這戒糖必經的過程。

剛開始頭幾天，即使出現想吃含有壞糖的食物或飲料，也不用太擔心。戒癮的過程無法一蹴可幾，就如同換了新房子或汽車，任何改變都需要花時間適應。這些時刻你只要提醒自己，你有多幸運走在正確的路上。其實你根本不必特別提醒自己，因為你的身體會告訴你，戒糖的人將體會許久不曾感覺到的神清氣爽，真的棒極了！

正在用藥物控制第二型糖尿病、服用血壓藥，以及其他罹患因不良飲食習慣引起疾病，需要用藥物治療的人，給上述這些人一些小叮嚀：

若是有上述正在用藥物治療的疾病，請與醫生討論，醫生必須瞭解你的情況，才有辦法監測與調整用藥。有些醫生可能會反對你藉由改變飲食來改善病況，但你必須堅持自己的立場，並與醫生達成共識。你也不用擔心，現在有越來越多醫生發現這方式可行，而且又不費力。然而，也有許多醫生仍持懷疑態度，好好跟他們解釋你打算怎麼做，請他們支持你，請醫生提供建議，根據你的計劃監測和調整藥物。

怎麼樣才算成功戒糖？

靠意志力戒癮的人，總覺得成功戒糖的那一天遙遙無期，每一天都盼望著那一刻的到來，最後卻換只來失望。透過輕鬆戒糖法，你就不必苦苦等待，也不須經歷漫長又艱辛的過程，等你吃完含有壞糖的最後一餐，馬上能體會擺脫糖上癮的愉悅，享受真正的自由。

只需要花幾天時間，生理上的戒斷症狀自然會逐漸消失。這段期間，靠意志力戒糖的人因為心癮實在太過強大，在腦中揮之不去，往往半途而廢。那沒有放棄的那些人呢？三個星期之後，他們發現自己已經有好一段時間沒有想吃壞糖，那一刻興奮不已，以為自己成功了，這卻是危險的開始。

雖然戒斷症狀消退了，但他們的心癮還在，內心的渴望和依賴並沒有完全瓦解，總以為時間久了，問題似乎就會解決。當他們覺得狀態不錯，以為成功戒糖了，應該要好好慶祝一番，此時，最可怕的事情即將發生，他們出現了一個念頭：吃一點點甜食犒賞辛苦忍耐這麼久的自己，應該不為過吧？

很明顯，大魔王還存在於你心中，內心仍相信甜食能帶給你快樂，所以當你想到要犒賞自己，第一個想到的仍是吃甜食。若是真的吃了壞糖獎勵自己，那你就前功盡棄，而且用如此方式犒賞自己一點也不開心，有些人可能會說甜食犒賞自己真的帶給他們快樂，也只是因為甜食稍微緩解了戒斷症狀的不適。

但只要一小口壞糖就足以使體內的小怪獸復甦，一切又將重蹈覆轍，但靠意志力戒糖的人也不會輕言放棄，他們也不希望努力多時的成果付之一炬，所以又再次運用意志力，不讓壞糖輕易得逞。

之後這樣的狀況將不斷重複發生，落入無限的惡性循環當中，永遠不可能成功戒糖，只能不斷地說服自己：「這絕對是最後一次，我才沒有上癮，就只是吃這一次有什麼關係。」然而，吃下去的那一刻你就再度落入糖上癮的陷阱，你只是自我催眠罷了。

大家身邊應該都有人靠意志力戒癮，卻始終落入同樣的循環之中。但是，用輕鬆戒癮法戒糖的人可不一樣，他們發現自己一段時間不曾出現想吃壞糖的念頭，也不會想藉由「壞糖」獎勵自己，只覺得真的太棒了！我自由了！完全不認為這是一種損失，無須擔心自己吃完含有壞糖的最後一餐，就要開始戒糖的痛苦，大可不必為此擔憂，因為你已充分理解身體如果出現任何不適，也只是無害的生理戒斷症狀，並無大礙。任何想吃壞糖的念頭都只是多年來錯誤觀念累積的結果。從現在起改變思考方式，以前的你會想「我好想吃甜食，吃一點點應該沒關係吧！」但戒糖後的你會感到一身輕，體會到真正的自由，不再想回到糖癮纏身的狀態。

依靠意志力戒糖的人總是處於被動的狀態，他們無法確定自己什麼時候才能戒掉，也無法斷定自己是否已經成功戒癮。只能被動地等待欲望消失的那一天，總希望有一天醒來就不再渴望，也不再痛苦。

仰賴意志力戒糖的人通常都會為自己設下一個目標：往後的人生不再碰壞糖，不過，要如何知道目標已經達成了？因為他們接下來的日子都在等目標達成的那一天到來，也難怪他們從未感受到解脫。

壞糖會對你的生活帶來極大的影響，像是壽命減短、生活品質下降，還會在無形之中削減精力、降低自我肯定和自我滿足的程度，奪走你的健康、使你身材走樣、體力變差，讓你感到罪惡、羞愧與不安。當你知道自己逃脫的陷阱如此恐怖，你將毫不猶豫地擺脫它。立刻開始吧！毋須等待幾天、幾個星期或幾個月的時間，一旦你決定不再吃壞糖的那一刻起，就能感受到戒糖成功的喜悅。

那一刻即將來臨

很快你就要開始戒糖，若你一想到再也不能吃糖，仍會感到恐慌與焦慮，不妨提醒自己：

- 食品產業透過高超的行銷手法，以及容易使人成癮的原料所製造的產品，容易使人上癮。

- 壞糖不只無法緩解恐慌情緒，反而是造成恐慌的原因。

下一章會提到，假如你已經不吃任何含有壞糖的食物，那你就不需要有最後一餐壞糖的儀式。只要確定自己瞭解並遵照其他指示。

無論哪種方式，請花一些時間整理自己的思緒。好好思考一下，真的有必要恐慌嗎？不吃壞糖也不會有什麼壞處，反而會有超乎意料的收穫。也許你害怕進入未知的領域，如同因禁多年的犯人出獄後不知道如何面對外面的世界。其實你根本不必害怕，因為這一切你都非常熟悉，在每一次吃完含有壞糖的正餐或點心，都會出現那種感覺。

但你即將要吃的壞糖餐非常特別，因為這將會是你最後一次吃到壞糖。

不可思議的事即將發生，接下來幾天，你將會看到成果，無論是生理還是心理將變得更強健有力。精力變得更加充沛，整個人更有自信，更容易肯定自我或感到滿足，也有可能因此賺更多錢。事不宜遲，你應該馬上看看擺脫壞糖後的自由有多美好。因為等待的時間越久，越容易失敗或放棄，這也是為什麼依靠意志力戒糖的人感到特別困難的原因之一。他們總以為只要等待，就算不正視問題的根本原因，問題也會自然消失。

一旦你吃完最後一次壞糖餐，你就再也不是壞糖成癮者。你的心境已煥然一新，瞭解精製糖、澱粉類和加工過的碳水化合物等「壞糖」對你的身心都沒有任何好處。戒糖之後，你將脫離過去的束縛，不再因為不能攝取糖分而惶恐不安，再也不為持續不斷的身體不適所困擾，取而代之的是數不盡的興奮感。你將發現握有自己飲食的主控權有多美好，還能提高飲食意識，充分體會品嚐食物真正的樂趣。這絕對是你人生中難忘的體驗，這種美好也將會一直持續下去。

戒糖帶來的正面神奇效用還不只如此，你應該很快就會注意到情緒上的變化。以前總以為日常生活中難免會出現劇烈的情緒起伏，但戒糖之後，這樣的症狀竟不藥而癒。情緒不穩是由血糖劇烈波動引起，血糖穩定了，情緒自然就不會有太大起伏。

幾天之後，你會開始注意到身形的變化。幾個星期之內，身形就會有明顯的改變，不妨觀察身形的變化有多快速。這樣的改變真的太令人驚艷，讓你完全不會再興起想吃含糖食物的念頭，即使看到含糖食物也是無動於衷。如前所述，魚類和肉類為次要食物，如果只是偶爾吃一次且不過量就不成問題，特別是加少量魚肉在新鮮的蔬菜沙拉中，將會成為你未來喜愛的料理之一。

戒糖並不代表禁止喝酒，酒精飲料和糖上癮沒有直接相關（如第二二五頁所述）。然而，若你真心希望身形和體重有明顯的變化，還是最好盡量少喝含酒精的飲料。你閱讀本書並非為了要戒酒，除非你自己想要這麼做，不然這本書並不會要你戒酒。只要注意一件事，如果你特別在意身材，或是你正在減肥，就需要將酒精攝取量降到最低。如第十六章所述，如果未來你想進一步瞭解攝取酒精可能導致的問題，不妨閱讀亞倫・卡爾的《史上最強零負擔戒酒法》（*Easy Way to Control Alcohol*）或《*Stop Drinking Now*》。

起司和奶製品也是同樣道理，沒有必要為了擺脫糖上癮，刻意減少那些食物的攝取。但如果你想要讓身材變得更好，或達到理想體重，那你就必須控制起司和奶製品的攝取量。如果只是在午餐或晚餐的沙拉中加入少量的菲達起司（**feta cheese**），或者喝茶時加一點牛奶，都不會有太大影響。不過請注意，「壞糖」食物本身大多平淡無味，我們常會用起司和奶製品替其增添風味。如果太常吃起司和奶製品，無形之中也會將許多「壞糖」食物吃下肚。相對的，若你不吃麵包，也就不會吃下過多奶油和起司，不只是麵包，義大利麵和披薩也是如此。若你不吃麥片，牛奶的攝取量也會大大減少。

假如你很在意身材和體重，多注意那些食物，就有機會讓自己的身材變得更好，更接近自己的理想體重。我應該這麼說，如果你選擇將含酒精的飲料、起司和奶製品等次要食物的攝取量降到最低，不僅能助你擺脫糖上癮，身心也將於短時間內出現極大變化，生活的改變也極為劇烈，超乎你的想像，身邊的人可能都認不得你了！

本章概要

- 戒斷症狀的不適只是小怪獸於體內垂死掙扎，你應該學會享受它！
- 成癮者只會不斷遭受戒斷症狀所苦，非成癮者完全不會有這種困擾，慶幸自己即將成為非成癮者。
- 正面思考，相信自己即將成功戒糖，為自己感到開心！

第十八章

最後一餐壞糖

本章涵蓋

- 選好時機
- 難免緊張・儀式
- 化被動為主動

想要打破成癮的惡性循環並徹底戒掉糖上癮，可以從最後一餐壞糖的儀式開始。除非你在看到這一章節前，就已停止攝取壞糖，否則你必須遵守儀式，然後享受往後的生活。

你已經達到所有成癮者夢寐以求的境界，逃離陷阱的那一刻起，你的生活就與非成癮者沒什麼兩樣。受壞糖奴役的經歷都已成往事，整本書我不斷向讀者保證，戒糖一點也不困難，不過，也不要因為我說戒糖很容易，就覺得戒糖好沒成就感。按照書中的指示一步步來，需要自律與毅力，才有辦法摸透自己的本能與成癮陷阱的本質。也要勇敢地敞開心胸，為你自己創造了更美好的生活而感到自豪，許多壞糖成癮者都好希望能達到你這種境界。那麼，大家應該都想知道何時才是擺脫壞糖的最佳時機。

選時機毫無意義

許多靠著意志力戒癮的人常會認為，一定要選在一個天時地利人和的好時機開始戒癮，以利下定決心。通常這種時機分為兩類：創傷性事件，例如：檢查出健康出狀況。另一類則是具指標性的日子，諸如某個紀念日或元旦等。但這些日子其實對戒癮沒有幫助，也沒有意義，還有可能是弊大於利。通常是因為我們在聖誕節過度放縱，吃了太多垃圾食物，導致身體疲勞或不適，或是看不慣自己身材走樣，所以決定在新的一年立下新目標，靠著意志力改變生活，希望未來一年的生活變得更好，還有什麼是比元旦更好的時機？

其實選擇元旦開始戒糖絕對是最糟糕的時間點。剛邁入新了一年，很快就把聖誕節時放縱的罪惡感拋諸腦後，更忘了以前不良的飲食習慣造成的可怕後果。你只靠著意志力改變，越來越找不到犧牲享樂的理由，逐漸削弱曾經堅定的決心。內心對於壞糖食物能帶給人快樂或慰藉的想法仍堅信不疑，一旦這樣的錯覺再次萌生，成癮的問題就不可能解決。元旦只是其中一個例子，任何一個你認為天時地利人和的好時機都會導致相同結果，給戒癮的人拖延的藉口。其實對於每一個成癮者而言，最好的時機當然就是：現在！

許多人檢查出身體出了問題，就把身體健康當成戒糖的動機。戒糖確實能改善健康狀況，但請把它當成戒糖所帶來的額外好處。如果只為了健康才戒糖，有些人會認為若身體沒什麼大問題，就不需要處理糖上癮的問題。無論你是否有健康問題，所有人都應該從現在開始戒糖。你已經閱讀並理解了書中所有指示，就如同準備跳上擂台的拳擊手，已做好萬全準備、蓄勢待發，你只會有意想不到的收穫，還有什麼好等的？今天就是你人生中最重要的一天，一個新的里程碑。

感到緊張不安？

當你在此階段感到緊張不安是正常的。別擔心，我們可以將緊張情緒化為動力，當成一種激勵的能量，使你藉以發揮最佳表現。所有優秀的運動員在重大賽事之前都會緊張，不過一旦開始熱身、調整自己的身心狀態，逐漸將自己的心思放回訓練上，將緊張焦慮的情緒成功化為能量，看到自己的優勢，使信心增長，你就慢慢能享受其中，還能從容地觀察競爭對手的弱點。

最終接受自己不再需要攝取壞糖時，那一刻的感動與喜悅真的難以言喻，大概只有身歷其中才能深切體會。以前的生活如烏雲籠罩，現在終於露出曙光，不再厭惡總是飲食失控的自己，也不用擔心自己的飲食習慣有害健康、總是體弱多病，更不會浪費太多錢買垃圾食物而感到懊悔。你已具備所有知識，接下來就要讓戒糖成為你人生中最棒的經歷之一。想著你將擊敗生命中的敵人，全力以赴！

戒癮過程中，提醒自己並未**放棄**任何事物。無益的碳水化合物不會帶給你任何好處，只會引起疾病，產生罪惡與痛苦。若你已充分理解且遵循書中所述，應該會得到一個明顯的結論：壞糖沒有任何益處，我們沒有理由再吃壞糖。

馬上你就要吃最後一餐壞糖，然後鄭重地立誓你再也不會攝取壞糖。前提是你必須打從心底認同這個方法，拋卻壞糖帶來快樂的錯覺，更要記得，你沒有做任何犧牲。

若你尚未接受這些想法，還是無法拒絕義大利麵、洋芋片、蛋糕、餅乾、巧克力或糖果等食物，那就不要浪費時間戒糖了，因為你只會不斷反覆嘗試又失敗，永遠不可能成功擺脫壞糖。

你只有兩條路：自由或受控。若是遵循所有指示，非常容易戒掉壞糖。因為人都討厭喪失一些自我的主動權而受控於人。與其想說：「我一定不要再吃壞糖。」不如換個想法：「真是太好了！我再也不需要壞糖，我再也不用擔心每次吃完之後不舒服、不健康，我自由了！」

指示

若你尚有任何疑問，請往回翻看、重新閱讀相關章節。我們被灌輸了太多關於壞糖的錯誤觀念，從現在起，抱持開放的心態，質疑生活中視為理所當然的一切。

儀式

若你已充分掌握本書傳達的理念，並樂於接受，那麼你將順利逃脫成癮陷阱。唯一要思考的是，你是否真的要費心做最後一餐壞糖的儀式。

有些人在開始看本書前，就已經有聽聞糖上癮的問題，也決定不吃壞糖了。他們到了這個階段，也只是更堅定了他們的決心，早已沒有想吃壞糖的欲望。若你是如此，那真的是個好消息，因為這代表你對壞糖的欲望已經完全消除。你就不需要有最後一餐壞糖的儀式，但仍不能少了立誓的過程。

有菸癮、酗酒、毒癮問題的人通常都能記得他們成癮之前的生活，然而，壞糖成癮者年紀太小就成癮了，所以根本記不得成癮之前是什麼感覺。所以這將會是你人生中歷史性的一刻，你為自己做了一個非常重要的決定。你將能掌握自己飲食的自主權，不再受糖癮控制，所有壞糖成癮者都渴望達到如此絕妙的境界。無論是成癮者還是非成癮者，每個人都羨慕你。最重要的是，你也會因此對自己更有自信。

一定要有某些儀式來紀念這個成就。最後一餐壞糖的儀式能夠讓你抱持著正向積極的態度，回顧過往的感受。此儀式是為了紀錄下這人生中重要的一刻，還有什麼比你終結成癮問題更值得紀念。使用意志力戒癮者總以為時間能解決問題，因此等待與猶疑成為他們最大的阻礙，使戒癮變得更加困難。但這個方法不一樣，在你吃完最後一次壞糖餐並立下誓願的那一刻，你再也不是糖上癮者。請你在立下誓願的那一刻帶著勝利的神情與笑容，想像著戰勝小怪獸的喜悅，大聲說出：「沒錯！我不再是個成癮者。我自由了！」

只有期望自己不再吃壞糖還不夠，你必須抱著破釜沉舟的決心。我們接下來要談談可能會讓你下不了決心的原因，藉此完全消除你的疑慮：

1. 消除犧牲的想法。你必須明白「壞糖」本身沒有任何好處，所以不吃壞糖食物也不算犧牲。這只是由成癮問題和錯誤觀念引起的錯覺。

2. 別以為偶爾吃一點壞糖沒有關係，更天真地認為偶一為之不會讓人再次上癮。擺脫壞糖的唯一方法就是完全停止攝取壞糖。

若是期許自己不想再當壞糖成癮者，關鍵就是絕不攝取壞糖。享受過自由的快樂，絕對不會再重回壞糖的陷阱。接下來的日子，無論是幾天、幾個星期，還是幾個月，你會感覺到自己神清氣爽，外觀和身體狀態都出現劇烈變化。即使不小心吃下含有壞糖的食物，也不用驚慌，這只是個意外。

先把這次意外拋諸腦後吧！身體機制能應付偶爾發生的意外，不過，你的心可沒有這麼強大，太常發生這種意外很容易喚醒心中的大魔王。所以，不小心吃進壞糖食物的那一刻，記得提醒自己擺脫壞糖之後的生活有多美好，你想要繼續過著沒有糖癮的快樂生活，就能安撫自己的心。確保你清楚下列三個觀念：

1. 你和其他人沒有不同，沒有任何人天生就有成癮性格，你的糖癮也並非根深蒂固、無法改變。成癮者常見的性格特徵是由成癮問題引起，沒有人天生就有成癮性格。每個人都有可能落入壞糖陷阱，大多數人都早已深陷其中。

2. 避免受到其他壞糖成癮者的影響。他們自己失守，不代表你也要被拉著一起陪葬。現在的你，比他們具備更多糖癮相關知識，為他們的無知感到遺憾，然而，你也只能同情他們。隨著時間流逝，他們慢慢看到你的改變，羨慕你的自由，絕對會對你戒糖的方法感興趣。

3. 不要聽信錯誤意見。有些人不加證實就採信了以訛傳訛的道聽塗說，落得戒糖失敗的悲慘下場，絕不要讓自己成為這樣的人。有些營養學家居然建議，澱粉類和加工過的碳水化合物是健康飲食不可或缺的一部分，真令人難以相信。時代在變，觀念也在變，越來越多的營養學家和醫生研究發現壞糖讓許多人的生活天翻地覆，引發數十萬起第二型糖尿病病例。只要知道糖上癮的受害者其實可以藉由戒糖，擺脫原本要吃一輩子藥物和惱人的健康問題，壞糖的真相變得更加難於掩蓋，壞糖對人類的破壞也為世人所知。

閱讀這本書之前，你心中一定有一些特別喜愛的食物，無論是義大利麵、麵包、馬鈴薯、洋芋片、蛋糕、餅乾、巧克力、布丁或糖果等等，自認為一輩子都離不開這些食物。無論是什麼，選擇其中一樣當成你最後一次壞糖餐要吃的食物。

如果你在讀至此章節前，就已開始嘗試不攝取壞糖，請跳過這一個步驟，你不需要進行最後一餐壞糖的儀式。若你尚未開始，那麼，請依照以前的飲食偏好，一如既往地準備精緻的小甜點，或是一頓豐盛的大餐，當成最後一次壞糖餐的食物。切記，如果你目前有在服用藥物，還是要將醫生的指示謹記在心。每一口都仔細觀察食物的外觀、氣味以及感覺，你會發現這些食物有多不自然。

觀察完之後，咬下一口，先別急著吞下，慢慢咀嚼食物，留意食物在你口中分解的感覺，感受食物的組成成分。味道嚐起來如何？有什麼特別的香味？是水果的香氣？還是由蔬果調製而成的醬料味道？這些調味料都可以食用嗎？是人類的必要食物，還是次要食物？運用所有感官認真感受吞嚥、食物進入體內的感覺，有時候甚至能感覺到身體的排斥反應。別擔心，你不會失去享受美食的權利，義大利麵通常會搭配油脂、起司、魚肉或蔬菜，即使不吃麵條本身，也還有非常多樣化的選擇。你要擺脫的只有垃圾食物、澱粉類碳水化合物以及精製糖等壞糖食物，其他食物的香氣和味道，才是應該留在你生命中真正的香氣和真正的味道。

吃飯時，提醒自己關於壞糖的一切缺點

- 「壞糖」不會帶給你真正的慰藉或愉悅。
- 「壞糖」不但不能緩解緊張情緒，反而還會導致壓力和焦慮。
- 剛開始吃下「壞糖」還沒什麼感覺，但越吃越想吃，形成「糖上癮」，越來越無法自拔。

立下誓願

仔細想想，這些年來糖上癮是如何造成痛苦的身心折磨，小怪獸是如何輕而易舉地控制你的生活，進而傷害你、嘲笑你。是時候該反擊了，不再任由小怪獸擺佈。等你吞下最後滿滿一口壞糖食物，接著立下誓願不再攝取壞糖。絕對不重蹈覆轍！因為不願再受控制，也不想繼續過著渾渾噩噩的悲慘生活。一旦消滅小怪獸，等於一併將邪惡的大魔王根除。

恭喜！你成功戰勝糖癮！好好享受勝利的喜悅吧！戒掉糖癮會是你生命中的重要成就，或許不是最重大的成就，但也足以讓你將此銘記在心。

突發意外

人類有獨特的心智運作機制，如果心中有先做好迎接挑戰的準備，先有預期，做好心理建設，即使遇上任何突發事件，也不會輕易被嚇倒。剛開始還蠻有衝勁的，但日子一久，就會逐漸忘卻壞糖曾經是如何毀了你的生活。趁那些想法在你心中仍鮮明，就設法加深印象。未來即使你漸漸遺忘細節，不吃壞糖的決心也不會隨之消失，才有辦法應付突發狀況。

幾個月之後，你幾乎都快忘了自己當初為什麼要戒糖，也逐漸忘卻曾經受糖癮控制的自己有多不堪。如今，曾經堅定不移的信念，卻漸漸開始動搖。小心！現在正是最危險的時期。總會出現某些難以預料的時刻，看著身邊的人開心吃著蛋糕、餅乾，你也忍不住想吃。或者，遭遇重大創傷，瓦解了你的意志和防備。預先考慮到這些情況，做好心理準備，將之納入你的誓願中。若真的不幸發生，也已經做好心理準備，不會因此失守。

化被動為主動

成癮的惡性循環中，每一次攝取成癮物質都會讓你越陷越深，欲望和渴求不斷萌生。吃完最後一口，並立下誓願的那一刻，你就打破了成癮的惡性循環。

沒什麼好等待的，你已經準備好要跨出這一步。過去的夢魘都將結束，別忘了帶著既快樂又期待的興奮之情，迎接這一刻，享受沒有壞糖的人生。

本章概要

- 開始戒糖前，難免會緊張，這是正常反應，不需要擔心。
- 立下誓願的那一刻，你就自由了。
- 沒什麼好等待的，你已經準備好要跨出這一步。
- 預先考慮到突發意外狀況，先做好心理準備。

第十九章

享受沒有壞糖的人生

本章涵蓋

- 戒糖的頭幾天
- 處理低落情緒
- 實用小祕訣
- 值得一輩子喜愛的食物

恭喜！你做到了！你成功擺脫糖癮問題，不會想回復到當初的身心狀態，也絕對不會懷疑自己做了這個決定到底值不值得。

本書只是提供你一個方法，幫助你擺脫糖癮的控制，重新發現飲食的樂趣，得到了未曾體會過的愉悅，你從未想過自己會有這麼一天。也因為如此，吃飯的時光變得更有趣，終於能夠控制自己的飲食，感覺無比美好。不僅如此，身材變得更加健康和緊緻，對自己的外表越來越滿意，慢慢找回自信和笑容。

除此之外，戒糖的好處還有非常多，不僅抗壓的能力增強、於各種社交場合得心應手、使人精力充沛，還能為生活增添許多樂趣。等你吃完最後一次壞糖餐，並立下誓願的那一刻，各種不可思議的好處會接二連三地出現。

死亡徵兆

戒糖之後的頭幾天，容易感受到體內的小怪獸在哭泣，吵著要吃糖。這是一個好徵兆，代表小怪獸的生命逐漸凋零，不需要特別忽視它，也沒有什麼好擔心。只要你清楚知道，這個現象意味著糾纏你多年的小怪獸正邁向死亡，你快擺脫它了，你就能享受這個過程。

以前還有糖癮時，小怪獸只要一哭鬧，你就急著尋找「壞糖」安撫它，常常因此吃下許多難以消化的垃圾食物、無益的碳水化合物以及加工食品，還讓小怪獸把你吃得死死的。戒糖之後就會發現，你完全可以置身事外，冷眼旁觀看著小怪獸死亡。想像小怪獸在渺無人煙的沙漠中跋涉，苦苦尋找水源，而你就是掌控水源的人。你要做的就是，狠得下心來讓小怪獸一滴水都喝不到，方法很簡單：什麼都不做！

很多人甚至連小怪獸的死亡都沒有注意到，他們太享受不受糖癮擺布的生活，光是享受都來不及了，根本不會分神去注意別的事。最糟糕的情況下，輕微地空虛感和焦躁不安的感覺也僅僅持續幾天。如果你過度擔心戒斷期的不適，將其解釋為你對壞糖的需求或渴望，才會成為問題。

不需要刻意不去想壞糖，現在的你已經自由，只要你不再渴望它，你愛怎麼想就怎麼想。事實上，刻意控制自己不去想某件事，反而越容易想到那件事。假如現在有人要你不去想大象，那你腦中第一時間浮現的會是什麼？

只要先調整好自己的心態，即使偶然出現想吃壞糖的念頭，也能做出正確的反應。與其想說：「我想吃，卻不能吃。」倒不如換個想法：「這只是體內小怪獸吵著要吃糖，我已經受夠這樣的折磨，現在絕對不會再妥協，不要再受折磨。太棒了！我早已沒有糖癮，這樣的念頭很快會消失。」戒斷期只會有輕微的不適，不會有身體上的疼痛，戒糖不會造成任何不舒服的感覺，戒斷期的不適是由糖癮造成的，所以，繼續吃壞糖不但無法緩解不適，只能一生受其折磨。

尋求慰藉

人生難免有低落、沮喪的時候，心情自有起伏，有時候意志特別消沉，找不到人生的意義。不要認為這是戒糖的問題，壞糖也無法讓人心情變好。你會發現，當你解決糖癮的問題之後，情緒反而比較不容易低落，身心也變得更加健壯，即使遭逢心情沮喪的時刻，也有能力應付。

經歷了糟糕的一天，趁你最脆弱的時候，想吃壞糖的念頭悄悄入侵你的心中。不用擔心，這是正常的，並不代表你還沒擺脫糖上癮問題，也不意味著你的內心過於脆弱，沒能經受住糖癮的考驗，你只是還在適應新的生活模式。先做好萬全的心理建設，念頭出現時，你不會這樣想：「我一定要忍住不吃。」或是「我以為我戒除糖癮了，怎麼還會有想吃甜食的念頭？」而是告訴自己：「太棒了！雖然出現想吃甜食的念頭，但我絕不會去吃，自由的感覺如此美妙，我怎麼可能重蹈覆轍！」心念一轉，就能正面地看待這些時刻，不會一直擔憂或害怕。

絕對不要懷疑自己戒掉糖癮的決定，也要避免犯了跟靠意志力戒癮的人一樣的錯誤，他們不管有無壞糖，結局都很悲慘，好像無論做什麼都不對。若真的犯了同樣的錯誤，等於是把自己推入了同他們一樣的險境。

開始新生活

戒掉糖上癮的好處之一，是你會重新發現生活中的樂趣，沒有糖上癮的人能享受閱讀、戶外活動、看電影、社交場合、運動和性愛等活動，但幾乎所有糖上癮的人，都失去了享受生活中其他事物的能力，他們的注意力只放在壞糖食物上。對成癮物質的痴迷使得其他事物都相形失色，一切都變得無關緊要，這些人也因此變得憤世嫉俗。現在你已經戒掉糖上癮，準備開始迎接真正幸福快樂的美好未來。你會發現，許多曾經覺得枯燥乏味或令你厭煩的事物都變得有趣，譬如說花時間多陪伴家人、散步或與朋友見面。工作起來也更加起勁，無論做什麼事都能事半功倍。擺脫成癮問題的干擾，精神也容易專注於當下，使你的思考更具創意，也更能應付壓力。吃新鮮、營養的食物不僅對身體好，對大腦與精神狀態也有很大的幫助。

對於你不喜歡的事物，也變得更有識別力和決斷力，因而做出明智的選擇，並審慎挑選適合身體消化吸收的最佳食物。擺脫壞糖之後，你能夠明確的知道哪些食物能帶給你愉悅感，有能力評估食物的價值，一眼看出哪些是毫無價值可言的垃圾食物。你也會對自己更有信心，相信你正走在一條最適合自己的道路上，將引領你走向更好的未來。

戒除糖上癮一開始大多是孤獨的，追求健康的飲食與生活習慣是一件美好的事。你發現除了壞糖食物之外，生活中還有如此多美味、營養又健康的食物。這份美好值得分享給家人，幫助他們共同力行健康的飲食習慣。

健康的飲食與生活

早餐不妨吃新鮮水果，水果絕對是早餐的最佳選擇。經過一晚睡眠的時間，保持空腹的狀態，早上第一餐顯得格外重要。因為在空腹的狀態下，正需要來自於水果所蘊含的營養素與能量，所以早餐是吃水果的好時機，接下來到午餐之前都不需要再進食。

下一次採購食物，不要再買加工過的早餐穀物片了，幾乎所有早餐穀物片都具備高升糖負荷（GL）的特質，因此少吃為妙。請前往水果區選購水果，當你仔細想想為什麼超市某些區域特別誘人？因為那些區域通常散發著水果的香氣。傳統市場或蔬菜水果商店的水果通常更成熟，散發出其特有的香味，香氣往往更吸引人。比起其他陳列架上的食物，你的目光更容易受各式各樣美麗的水果吸引，水果令你完全無法抗拒。每拾起一種水果，都可看出它們自有其獨特的香氣、質地與味道。

沒有其他早餐選項比水果更多樣化，你會驚訝於自己原來不必吃一堆食物來填飽肚子，適量天然的水果就能獲取身體必要的營養素，也滿足了飢餓感。若是真的不喜歡拿水果當早餐，你還有其他選擇。雞蛋雖然是次要食物，但用來搭配蔬菜沙拉也是不錯的早餐選擇。

午餐和晚餐就不要只吃單調無趣的沙拉，最好盡可能地攝取多樣化食物，依你的喜好混和多種沙拉、蔬菜和水果。不要忘了，雖然火腿、雞肉和海鮮是次要食物，也可以用來變化菜色。少量的魚肉能為料理增添風味，做出更美味的菜餚，只要確保整體還是以蔬菜、水果為主就好。最後用一小把堅果或種子類食物為一餐畫下完美句點。

嘗試一段時間，你會發現自己根本不需要花太多力氣去適應這樣的飲食改變，很快就習慣成自然，因為人的天性本該是如此飲食。偶爾吃一次煎肉排或牛排不會造成什麼問題，不過，還是盡可能每一餐都有大量的新鮮蔬菜。你會慢慢體會到，新的飲食方式所帶來的強大能量，一旦擺脫糖上癮，站在鏡子前就能看出外觀的劇烈變化，心情也變得開朗。

你可能想要試著規律運動，運動應該是純粹為了享受其中的樂趣，而不是為了減肥才勉強運動，不然運動會變成一種折磨，不僅跟節食一樣達不到效果，還會適得其反。為了享受其中樂趣而運動，均有益於身體和心靈，當你不受「壞糖」拖累，體力也會變得更好。毋須害怕運動會導致食量增加，只要吃對食物，身體自然容易消化吸收，食物會以可用的形式提供熱量，不會囤積脂肪。

人活著就要動，運動是一件美好的事。通勤上班盡量以搭乘火車或公車等大眾運輸工具取代開車，增加一天中步行的時間與距離，可使大腦變得清晰、靈活，提高學習和工作效率，還有驚人的紓壓功效。如果你本來就喜歡去健身房也很好，不過，平時上下班就可以做到的事，何必要特別抽出額外的時間去健身房？

健康飲食和運動並不是這本書的重點，但糖上癮和這兩者息息相關，糖上癮的問題解決了，整體生活模式都會隨之改變，生活品質也有所提升。吃對了食物，身體的循環變得更好，自然能將體內堆積的廢物排出，不需要特別努力就能維持健康、保持好身材。

吃你喜愛的食物

在戒糖的過程中，你會發現自己除了戒糖之外，也降低其他次要食物的攝取量，但這個方法的本意並非要你嚴格控制飲食。

肉食主義者大多認為吃素就是一種犧牲，但你不需要做任何犧牲。如果你真的離不開肉類與乳製品，還是可以繼續吃這些次要食物。只要記得你的飲食是以新鮮蔬果、堅果和種子類食物等主要食物為主。

只要秉持這樣的原則，就能掌握自己飲食的主導權，往後的人生都能開心享受飲食、保持良好的身心狀態。

本章概要

- 享受小怪獸在你體內逐漸死亡的過程，代表你即將擺脫糖上癮。
- 人生難免有低落、沮喪的時候，特別想要吃甜食尋求慰藉，預先做好心理建設，準備處理這樣的時刻。
- 早餐以蔬菜水果為主。
- 你已掌握飲食的主導權，現在要吃什麼都由你決定！

第二十章

實用的小提醒

本章涵蓋
• 選好時機
• 難免緊張 • 儀式
• 化被動為主動

本章節內容適用於已經讀完本書並戒掉糖上癮者，最後列出重點整理用以時時提醒自己。若尚未閱讀前面的內容，直接跳至此頁，這個方法就不會有成效。請從第一章開始閱讀，至少從頭到尾看過一遍。

總複習

輕鬆戒糖法已經證實能有效治癒糖上癮，你只需要遵照所有指示，無須強大的意志力，更毋須歷經痛苦的戒斷期。

1. 遵照所有指示（第一章）。
2. 抱持開放的心態（第二章）。
3. 抱著愉快的心情實踐書中所提出的方法（第三章）。
4. 無視任何違背自然法則的建議（第六章）。
5. 改變飲食習慣（第七章）。
6. 無須設定任何目標體重（第八章）。
7. 飢餓才進食（第八章）。
8. 從不懷疑自己戒除糖上癮的決定（第九章）。
9. 絕對不要依靠意志力戒癮（第十章）。
10. 無視任何與輕鬆戒癮法相衝突的建議（第十一章）。
11. 做就對了（第十五章）。
12. GL值只是個指標，為了確保自己能完全擺脫壞糖成癮，務必徹底戒吃任何含有精製糖、澱粉類和加工過碳水化合物的食品，幾乎所有即食食品和加工食品都涵蓋在內（第十六章）。

享受無糖人生！

高寶書版集團
gobooks.com.tw

HD 091

1000萬人都說有效的糖質戒斷法
不需食譜、不用意志力，從根本斷開你對糖的渴望
Good Sugar, Bad Sugar: Eat yourself free from sugar and carb addiction

作　　者　艾倫・卡爾（Allen Carr）
譯　　者　馮郁庭
主　　編　吳珮旻
責任編輯　蕭季瑄
封面設計　巫麗雪
內文排版　趙小芳
企　　劃　鍾惠鈞

發 行 人　朱凱蕾
出　　版　英屬維京群島商高寶國際有限公司台灣分公司
　　　　　Global Group Holdings, Ltd.
地　　址　台北市內湖區洲子街88號3樓
網　　址　gobooks.com.tw
電　　話　（02）27992788
電　　郵　readers@gobooks.com.tw（讀者服務部）
　　　　　pr@gobooks.com.tw（公關諮詢部）
傳　　真　出版部（02）27990909　行銷部（02）27993088
郵政劃撥　19394552
戶　　名　英屬維京群島商高寶國際有限公司台灣分公司
發　　行　希代多媒體書版股份有限公司/Printed in Taiwan
初版日期　2017年9月

國家圖書館出版品預行編目（CIP）資料

1000萬人都說有效的糖質戒斷法：不需食譜、不用意志力，從根本斷開你對糖的渴望/ 艾倫・卡爾（Allen Carr）著；馮郁庭譯. -- 初版. -- 臺北市：高寶國際出版 :希代多媒體發行, 2017. 09
面；　公分. --（HD 091）
譯自：Good Sugar, Bad Sugar: Eat yourself free from sugar and carb addiction

ISBN 978-986-361-444-9（平裝）

1.健康飲食　2.糖　3.戒斷

411.3　　106013255